定年不調

石蔵文信
Ishikura Fuminobu

a pilot of wisdom

目次

はじめに　「定年不調」は「男性更年期障害」―――10

第一章　定年不調の実態は男性更年期障害――その原因と症状―――16

50代の不調は「不定愁訴」
不調の原因が不明で、放置かドクター・ショッピングか
男性更年期障害の多くはうつや不安感を伴う
「微笑み型うつ病」はもっとも深刻
男性ホルモン、女性ホルモンの役割とは何か
女性ホルモンは体を守るが、男性ホルモンは守らない
うつ病ではテストステロン値が低くなる

男性更年期障害の原因はホルモンの分泌量ではなくストレス
定年前後は「メンタルの危機」

第二章　男性更年期障害の治療——38

定年不調のおもな症状をチェック
定年不調は何科を受診すればいいのか
診断名がついて安心し、心身ともに回復した事例
身体症状の背景に抑うつ状態が隠れている「仮面うつ病」
真のセルフケアとは、不調を自覚する前から対処すること
夫婦でカウンセリングを実施する
患者さんと電話で話す「メンタル・インターベンション」で治療効果が上がる
心身を健康に保つ「セロトニン」が不足する
更年期の不定愁訴は「自律神経失調症」
薬でストレスを抑える

治療の柱のひとつは「認知行動療法」
「スローセラピー」を受け入れられるか
私がホルモン補充療法をしない理由
男性の不調に漢方薬は有効か

第三章　定年前後のストレスケアで意識変革 ——79

中年男性を襲うストレスの原因とは？
ストレスは「物理的・社会的・生理的・心理的」の4種類
定年前世代の仕事・職場のストレス
定年前後の家庭のストレス
定年前後の健康ストレス
「認知の歪み」がストレスを増大させる
言葉を換えるだけで前向きな思考や行動が引き出せる
職場のメンタルヘルス対策の一般知識

遅くとも57歳から意識変革と行動を開始する
「人生75年」と考えると希望が持てる

第四章　妻の「夫源病」を理解できるか――111

妻の「夫源病」を理解する
自営業者の妻の「夫源病」の例
夫源病の一種の「主人在宅ストレス症候群」
夫がいる女性の死亡リスクは、いない人に比べて2倍
夫源病の症状に顕著な「昼食うつ」
妻を夫源病に追い込む夫のタイプ
夫源病になりやすい性格傾向とは
夫源病の改善のポイントは夫の意識変革
夫の「妻源病」の原因は妻の「夫源病」
「ごめんなさい」の実践はかなり有効

会話における男女の意識のギャップ
受容と共感のスキル「オウム返し」を実践する
相手を尊重しながら主張するスキル「アサーション」
持続可能な夫婦関係のコツは「距離感」

第五章　男の孤独、孤立と向き合う――143

生涯未婚率上昇と「親ロス」
「日本の男性は世界一孤独」という多くの報告
孤独と孤立の違い
なぜ男性は孤独化・孤立化しやすいのか
定年前に孤独対策を「試しに」行う
定年前から地元の情報を集めて近所の人とつきあう
ボランティア、寄付という行動を起こす
人と話をするのは1週間ぶり

熟年婚活に賛成
孤独死は3日以内に見つけてもらおう
「リビング・ウイル」が尊重される時代

第六章　定年不調回避のための行動療法

緊張度合いがわかる「合谷」指圧
リラックスするための自律訓練法
いつでも気づいたときに「腹式呼吸法」を
怒りを軽減し、ストレスを改善するケア
・大声で叫ぶ、歌う
・バッティングセンター、ゴルフの打ちっぱなしなどの「打つ」運動
・涙活　・ウォーキングや水泳などの有酸素運動
「男のええ加減料理」の実践
定年後も細く長く働くことこそうつ病の予防になる
定年後の趣味「知的肉体労働の家庭菜園」

173

認知機能の向上とリラックス「男の編み物」
「楽器演奏」は認知機能向上、ストレス改善になる
医師として認める「育じぃ」の効能
ストレス対処の「コーピング」
定年後は薬の種類や飲み方の見直しを
定年後は体より心の健康を優先する

おわりに　健康長寿とピンピンコロリは医学的に両立しない——218

はじめに　「定年不調」は「男性更年期障害」

「定年不調」とは私の造語で、多くの企業の定年にあたる60歳を中心とした前後10年、50〜60代の男性にみられる心身の不調を指しています。私は、仕事が生きがいやアイデンティティの一部となっている男性たちにとって、年齢で仕事人生の強制終了を迫られる定年は実にむごい制度だと考えています。

定年前後世代の男性は、社会的にも個人的にもさまざまなストレスとプレッシャーにさらされています。本文で具体的に見ていきますが、たとえば雇用延長をどうするか、ＩＴ化やグローバル化に伴う技術や環境の変化についていけるか、職場で中間管理職として板ばさみになる苦労、勤め人としての終着点が見えてきた焦燥感。そして、肉体の衰えや健康に対する不安、夫婦間や親子関係の不和、高齢の親の介護など家庭における悩みが複雑にからみ、直面する問題を挙げればきりがありません。

さらに、近い将来の「定年後の人生に対する漠然とした不安」が大きなストレスとなって押し寄せてきます。そういった状況で心身に不調をきたすことは、医師として、むしろ必然的な現象ではないかと思えてなりません。

定年前のストレスフルな状況に耐え切れずに、また定年後の生活環境の変化にうまく対応できずに、体と精神が悲鳴を上げる状態を、私は、「定年不調」と呼んでいます。本書では医学的な立場から「定年不調」を見つめ、その予防策と対処法を提示していきます。

私は内科専門医や循環器科専門医として病院に勤務した後、大学で教鞭《きょうべん》を執るかたわら、2001年に大阪市内で「男性更年期外来」を開設し、心身の不調に悩む中高年男性の治療にあたっています。

ここ数年で、女性だけでなく男性にも「更年期」と呼ばれる時期があり、50歳前後から複雑な不調が起こることが広く知られるようになってきました。私は臨床の現場で患者さんに接するにつれて、「定年不調」とは「男性更年期障害」に関連して起こる不調の症候群だと考えています。男性ではとくに、更年期という言葉に抵抗感や違和感を覚える人もいるでしょう。しかし、本書でこれから伝えていく症状や状況に思いあたる人は多いと思われます。

男性更年期障害の症状は、女性の更年期障害とよく似ています。憂うつ感が続く、イライラする、眠れない、気力がわかず不安感が強いといった精神的な症状と、頭痛、めまい、耳鳴り、肩コリ、腰痛、突然の動悸《どうき》や息苦しさ、手足のしびれや痛み、便秘・下痢など、体にも多種多様な症状が現れます。私の男性更年期外来は、それらの症状の原因が不明なまま、孤独にがまんを重ねて市販薬で対症的にしのいできた人、あるいは、どの診療科に行っても、どのような薬を服用しても改善しなかった人たちの「最後の駆け込み寺」のような場所になっています。

男性更年期障害の原因については、各診療科の専門医の間でも意見が分かれています。泌尿器科では、加齢に伴って男性ホルモンの分泌量が徐々に減少していくことが原因であるととらえ、治療には、男性ホルモンの「テストステロン」を補充する「ホルモン補充療法」を行うのが一般的です。

しかし私は、男性更年期障害の諸症状は男性ホルモンの減少がおもな原因ではないと考えています。そのため、「ホルモン補充療法を行わない治療法」を実践しています。本書では、その治療法についても詳しく紹介していきます。

治療法のポイントのひとつをここで述べておきますと、私は可能な限り、患者さん本人の治療とともに、患者さんの妻やパートナーのカウンセリングを含めた治療も同時に行っています。

私は、従来から更年期障害とされてきた女性の体調不良の原因は、身体的変化に加えて、「夫やパートナーの存在」が大きいと考え、これを「夫源病《ふげんびょう》」と命名しました。詳細は本文で述べますが、夫源病についてはいままでは複数の書籍や講演で広く伝えてきており、いまでは多くのメディアで取り上げられているため、聞き覚えがある人もいるかもしれません。

夫源病の女性たちは、夫やパートナーの定年前後を機に相手との関係性を見直し、互いに協力して極力ストレスの元とならないような関係をつくることができると、快方に向かう症例が非常に多くあります。一方、会社人間であった夫が自己変革をしない場合は熟年離婚にもつながりかねません。

本書では、第一章と第二章で定年不調の症状と原因について読み解き、実際の治療法について紹介します。続く第三章では、定年不調の引き金となるストレスと、定年に備え中高年男性に必要な意識変革について考えます。第四章では、夫源病をおもに、人生の軸となる妻やパートナーとの関係性の見直しについて、第五章では、「男の孤独」について論じていきます。最終の第六章では、定年不調による精神の落ち込みを回避するために、自分でできるストレス改善のケア法・行動療法や、医学面から定年後の生活のアドバイスを述べます。

否応《いやおう》なく訪れる定年の後も人生は続きます。定年を境に、いかに生き方を自分らしく方向転換するかによって、その先の膨大な時間の充実度や満足感は変わってくるでしょう。現役から定年を経て、定年後への生き方の転換は、いま定年不調に苦しんでいる人だけでなく、働くすべての人に関わる問題です。70代・80代の先輩諸氏に定年前後を振り返ってどう思われるかを尋ねると、皆さん異口同音に、「50代後半の意識変革と実践がいかに人生のターニングポイントであったか。老年期に入った70歳前後になるとそれを強く実感する」と言われます。

臨床の現場から私は、こう提唱しています。60歳に定年して65歳までの継続雇用を選ぶとしても、遅くとも50代半ばから定年に向けて自分の生き方や考え方を見つめ直し、自身で心身のケアをしながら、定年後のステージに向かいましょう、と。

世間では、定年前後の世代をターゲットとした財産や資産、年金の運用など金融に関する話題、また介護の情報がうず巻いています。しかし、人生とは、生活とは、まずは自分の体と精神のありようとパートナーとの関係に注視してこそ成り立つものです。

「人生100年時代」と言われる昨今、本書が、本当に人生は100年なのかを考え、定年後と老後に対する不安を軽減し、心身ともに健やかで幸福と言える日々に向けて歩み始めるための一助となれば幸いです。

第一章　定年不調の実態は男性更年期障害——その原因と症状

50代の不調は「不定愁訴」

私は男性更年期外来を開設してから現在までに、全国から来られた700名以上の男性の患者さんたちを治療してきました。定年不調を具体的に説明するにあたり、その医療データをもとに、男性更年期障害の患者さんの症状や特徴について見ていきましょう。

まず伝えておきたいのは、受診された患者さんに、「あなたが困っている不調の原因はストレスが原因の更年期障害かもしれません」と伝えると、「やはりそうでしたか……」と一様にうなずかれる一方で、「年齢のせいでしょうか？　原因は何なのでしょうか？」と聞かれることです。「はじめに」でも触れましたが、男性にも更年期があることは耳にされていても、自分がその当事者であることに気づいていない、また適切な知識を持っていない人はとても多いと実感しています。更年期の自覚がないまま放置してきた結果、不調が深刻化する中高年男性は後を絶ちません。

女性の更年期は、一般に閉経を迎える前後5年くらいの期間とされ、日本人女性の場合はおよそ45〜55歳の時期です。

一方、男性の更年期は女性と比べて、閉経によるホルモン量の激減といった身体的な変化が小さく、症状や年齢の幅など個人差が大きいものの、おおむね女性同様に、40代半ば〜60歳前後がそれにあたるでしょう。

当院の患者さんの初診時の年齢は、平均すると51・8歳（27歳〜83歳）です。更年期の諸症状に悩んで受診された人が全体の約80％を占めています。残りの約20％はＥＤ（勃起不全・勃起障害）に関する相談で、多くは60歳以上です。このケースはＥＤで困っている以外は身体的には健康で、精神的にも意欲や活力があって実年齢よりも若く見える人が多いように見受けられます。バイアグラなどの勃起不全改善薬が服用可能かを判定して、可能であれば処方することがおもな治療になります。

しかし、男性更年期障害の患者さんでは、訴える症状がひとつだけという人はいません。多くの場合、5種類以上の症状を抱えています。

体の不調は具体的に、慢性的な体のだるさや疲労感、頭痛、耳鳴り、めまい・ふらつき、のぼせ・ほてり、口渇、のどの違和感、動悸や胸の痛み、息苦しさ、胃痛、吐き気、食欲不振、肩コリ、腰痛、関節痛、手足のしびれや冷感、冷や汗など異常な発汗、ＥＤ、頻尿、下痢、便秘などです。ＥＤを除けば、女性の更年期障害と症状はほぼ共通しています。ときに、胸が激しく痛んで呼吸困難に陥って倒れる、失神して救急車で病院に搬送されるなど、激烈で危険な症状に見舞われる人もいます。

さらに、本人にはこれらの明確な自覚症状があるものの、病院で検査を受けても原因となる病気が見つからない「不定愁訴」であることが特徴です。不定愁訴とは、原因や理由が不明の体の不調を言いますが、これも更年期の女性の不調についてよく表現される言葉です。そしてこれこそが難儀な症状なのです。

不調の原因が不明で、放置かドクター・ショッピングか

不調があって、医療機関で血液や脳、心臓、胃腸などの検査をしたけれど器質的な疾患が見られず、医師に「ストレスのせいで疲れているのでしょう。しばらく様子を見ましょう」と言われた経験がある人は多いのではないでしょうか。あるいは、自律神経失調症と診断されて何だかよくわからないままに、とりあえず鎮痛薬や胃薬など痛みを抑える薬を処方されて診察終了となった人もいるでしょう。

自律神経の働きと自律神経失調症については第二章で述べますが（62～65ページ）、患者さんは明らかな体の異常を自覚しているのに、いくら検査をしても「病変がない」と言われるため、不安を抱えつつもどうすることもできないというケースはよく見られます。

また、意を決して受診したのに納得のいく診断や治療を受けられないことから、病院を何カ所も受診する「ドクター・ショッピング」をする人も少なくありません。

胃腸の調子が悪くなると内科に行き、頭痛やめまいのために脳外科や耳鼻科に、腰痛や関節痛では整形外科を訪れるといった具合に新たな症状が現れるたびに別の診療科を訪れ、何種類もの薬を服用している人もいます。定年不調に悩みながらも、納得いく原因がつかめない現実的な問題です。

男性更年期障害の多くはうつや不安感を伴う

くり返しますが、私は定年不調の実態は、男性更年期障害だと考えています。そして男性更年期障害では、精神的な症状が伴います。具体的には、集中力が落ちて根気が続かない、全身の倦怠感《けんたいかん》、何をするにもおっくうで気力や意欲がわかない、漠然と不安感が続く、常にイライラする、気分が激しく変動するといった「抑うつ状態」がみられます。

抑うつ状態とはうつ病の前駆症状のことを言います。軽度、中等度など程度は多様ながら、定年前後にそういった精神状態を覚えるケースはとても多くあります。

まだ受診していないけれどこれらの症状に覚えがある人、また、自らの体調を見て見ないふりをしている人や対処するのが面倒で治療やセルフケアを避けてきた人も、本書を手に取っていただいたことを機に、「自分は更年期障害では」と自らに問うてみてください。

当院のデータでは、初診時に実に約70％の人がうつや不安感を伴っています。また、「うつ病や不安障害（不安が過度に高まって生活に支障をきたす病気）などで以前に精神科で治療していた人」は約50％にのぼります。

「うつ」に関する言葉には、うつ、抑うつ状態、抑うつ、うつ病などいくつかありますが、臨床の現場では、「うつ」、「抑うつ」は病気ではなく一時的な気分の落ち込みの症状に用いています。前述のように、「抑うつ状態」は「うつ病」の軽い状態を言い、抑うつ状態である憂うつな気分などが2週間以上続く、また症状が強くて日常生活に支障をきたす場合は「うつ病」と診断します。

そこでまず、うつ病や抑うつ状態の合併症として顕著にみられる、また自覚しやすい症状を知っておいてください。それは「睡眠障害」です。睡眠障害は症状によって、寝つくのに30分以上かかる「入眠障害」、深夜や早朝に目が覚めて眠れない「中途覚醒」、「早朝覚醒」、熟睡ができず朝まで半ば起きているような状態の「熟眠障害」に分類されます。寝つきが悪い、早く目が覚めるといったことを、年齢のせいと思い込む男性は多いのですが、これらが連続的、もしくは断続的にある場合は、その背後に「うつ」が隠れていないか考えてみてください。

次に、うつ病の典型的な症状のひとつに、「もう消えたい」、「死んだほうがいい」という思いに襲われる「自殺念慮」があります。当院の男性更年期障害の患者さんでは、こうした症状が「ある」と答えた人は28％で、その割合が高いことが特徴です。

日本では、男性の自殺死亡率（人口10万人あたりの自殺者数）は女性の約2・3倍も高くなっています。中でも中高年男性の自殺が多く、2018年には年間の自殺者2万840人のうち、40～60代の男性が約34％を占めています（厚生労働省・警察庁『平成30年中における自殺の状況』）。日本の自殺者数は近年では減少していますが、1998年から2011年までは年間3万人を超えており、社会問題となっていました。世界の先進国の中でもその数が多いことも知られています。

自殺者が急増した前後で、女性の自殺者数は年間9000人台でしたが、男性の自殺者数は2003年には2万4963人と、増加しています。政府はこれを重く見て、「自殺対策基本法」を制定し、各方面の専門家と行政が対策に着手しました。私も内科医の立場から、精神科との連携を密にする「一般医‐精神科医ネットワーク」（通称G‐Pネット）を立ち上げて対策活動を続けています。

自殺は健康問題、家庭問題、仕事や職場の問題、経済・生活問題、男女問題や人間関係の悩みなど、さまざまな要因が複雑にからみ合い、連鎖する中で起きると考えられます。前述の資料から私の計算では、2018年には自殺の原因が健康問題であった人のうち、うつ病が約40％とかなり関係しています。うつ病は命に関わる問題と言えるでしょう。

男性更年期外来を受診された約7割がうつや不安感を伴っており、4人に1人以上の人が「死にたい」という思いを抱いたことがあるというのは、ゆゆしき事態です。自殺予備群ともなりかねず、男性の更年期障害は「こじらせると自死にいたる危険性がある病」と言うこともできるのです。

「微笑《ほほえ》み型うつ病」はもっとも深刻

ここで重要となるのが、他人から見ると、男性更年期障害によってもたらされたうつ病や抑うつ状態がそう深刻に感じられないということです。うつ病や抑うつ状態というと、ウツウツと暗い表情で、じっと下を向いて陰気に思い悩んでいるような人を想像されるかもしれません。しかし、男性更年期外来では、初診時にそうしたいかにも抑うつ状態の暗い表情の人は、２割ほどしかいないというのが私の実感です。半数の人は健康な人と変わらない表情であり、３割ほどの人は、むしろニコニコとしているのです。こうしたタイプのうつ病は「微笑み型うつ病」と呼ばれ、重篤と言える「隠れうつ病」です。

うつ病になりやすい要因のひとつに「性格傾向」がありますが、義務感、責任感が強く、まじめで仕事熱心といったタイプの人がそれに該当します。精神的・肉体的につらい状態であっても外面には出さず、他者への配慮を優先して明るく振る舞おうとするため、周囲の人からはわかりにくいのです。

実際、当院の患者さんからは、「暗い顔をしていると周囲が気を遣うため、頑張って元気なふりをしています」、「夜眠れないし、自分でもうつ病かもしれないと薄々気づいていました。でも、病院で暗い顔をしてうつ病と診断され、休職を勧められると、生活上、とても困るんです」と打ち明けられることもしばしばです。

こうした、一見したところうつとはわかりにくい人、わかると困ると考える人も含めて、実際に問診や検査を行うと、うつ病や抑うつ状態であるとわかることが非常に多いのです。

男性ホルモン、女性ホルモンの役割とは何か

「男性更年期障害は男性ホルモンの減少がおもな原因ではない」と言いましたが、その理由を説明するにあたり、まず、性ホルモンとは何か、その働きについて整理しましょう。

男性ホルモンも女性ホルモンも、体内でコレステロールを原料につくられて作用する性ホルモンです。

女性の更年期障害は、閉経の前後に女性ホルモンが急激に減少することが大きな原因です。女性ホルモンには、卵胞ホルモンの「エストロゲン」と、黄体ホルモンの「プロゲステロン」の2種類があります。とくに肌や毛髪、女性に特徴的な体型の形成などに影響する「エストロゲン」を指す場合が多いでしょう。これは3種類のホルモンの総称です。

女性の更年期にあたる閉経前後の約10年間は、卵巣の機能とともにこの女性ホルモンの分泌量が低下します。女性ホルモンの分泌量は周期的に変動し、排卵や月経を調節して生殖機能を調整するだけではなく、皮膚、血管、骨など全身の多くの内臓や組織などで保護的に働き、女性の体を守っています。その女性ホルモンが更年期になると減少するため、

必然的にそれらの器官や組織を守ってもらえなくなるのです。その変化に脳も体も混乱し、多様な変調をきたすことになります。

一方、男性ホルモンは「アンドロゲン」とも呼ばれて、いくつか種類がありますが、約95％を占める代表的なものが「テストステロン」です。男性ホルモンとはテストステロンのことだと認識している人も多いでしょう。

テストステロンはおもに精巣でつくられています。ただし、男性ホルモンは男性だけにあるホルモンではなく、女性も、男性の10分の1から20分の1程度と量は少ないものの、卵巣や副腎（腎臓のすぐ上に位置する内分泌器官）からテストステロンを分泌しています。

これと同様に、女性ホルモンも女性だけに分泌されるものではなく、男性の体内にも存在します。男性の体内では、精巣でつくられたテストステロンが、脂肪組織や筋肉でエストロゲンに転換されています。

ところで、男女の性別を決定するのは何かご存知でしょうか。それは性染色体です。ヒトの体細胞には23対（46本）の染色体がありますが、男性と女性では23番目にあたる性染色体だけが異なります。女性はX染色体を2本（1対）、男性はX染色体とY染色体を1

本ずつ持っています。卵子の性染色体はX染色体の1種類のみですが、精子はX染色体もしくはY染色体のいずれかを持っています。X染色体を持つ精子と結合した受精卵は女性に、Y染色体を持つ精子と結合した受精卵は男性へと育っていきます。

テストステロンが最初に働くのは、胎児のときです。初期の胎児は男女ともに体の構造は同じですが、Y染色体を持つ胎児は、妊娠6週目から24週目にかけてY染色体上にあるSRY（Sex-determining region Y）という性決定遺伝子の働きで精巣から大量のテストステロンが分泌され、陰茎などの男性生殖器が形成されていくのです。

さらに思春期にテストステロンが大量に分泌されて、精巣が発達し、性衝動が芽生え、ひげが濃くなって体毛も増え、筋肉質でがっちりとした骨格になるなど成熟し、大人の男性の体へと成長していきます。

女性ホルモンは体を守るが、男性ホルモンは守らない

女性ホルモンは更年期まで女性の体を守っていると述べましたが、具体的にさまざまな病気を予防するように作用しています。動脈硬化や血管の老化を防いで、心臓病や脳卒中

などのリスクを下げ、骨を丈夫に保つ、また皮膚の潤いや弾力を維持するほか、ストレスの影響を緩和する働きなどもあります。

一方、テストステロンに代表される男性ホルモンに男性の体を守る働きがあるかどうかは、実はいまだによくわかっていません。内臓脂肪の増加を抑えてメタボリック・シンドローム、肥満（内臓脂肪型肥満）を防ぐ働きや、動脈硬化の進行を抑えるとの報告もありますが、それらを裏づけるエビデンス（科学的根拠）は十分ではありません。半面、テストステロンには病気や感染症から体を守る免疫システムの機能を低下させるとの報告もあり、男性ホルモンは男性の体を守っているわけではなさそうです。

現在のところ、男性ホルモンの働きとして明確にわかっているのは、性欲と生殖能力を高めること、骨を太くして筋肉を増強すること、体毛を増やすこと、頭髪を薄くすることなどです。テストステロンはスポーツ選手のドーピングに用いられる筋肉増強剤として知っている人は多いでしょう。

男性ホルモンは生殖機能に直結するため、テストステロンが体内で活発につくられる10代後半から20代にかけての時期は、動物でいう発情期のような状態になります。

また、男性の大きな悩みでもある男性型脱毛症（ＡＧＡ）は、体内のテストステロンが皮脂腺などにある酵素の働きで変性してできるジヒドロテストステロン（ＤＨＴ）が、毛髪の正常な成長サイクルを狂わせることによって起こるとされています。そこで、ＡＧＡの治療では、体内におけるジヒドロテストステロンの産生を抑える薬が用いられます。

ジヒドロテストステロンは作用が強力で、胎児の間は男性生殖器を発達させる重要な役割を果たしていますが、成人男性にとっては薄毛やニキビ、また前立腺肥大をまねく要因となることから、「悪玉男性ホルモン」と呼ばれることもあります。

うつ病ではテストステロン値が低くなる

テストステロンの分泌量は１日のうちでも変動します。これを「日内変動」と呼び、早朝にピークに達して起床後は低下していき、夕方やそれ以降にはもっとも低くなります。そのため、テストステロンの血中濃度を測定する検査では、午前８～11時の間に採血を行います。

男性の一生におけるテストステロンの分泌量は、思春期から急激に増加して20代前半にピークを迎え、以降は年齢とともに少しずつ低下していきます。ただこれは個人差がきわめて大きく、若くてもテストステロンの分泌量が少ない人もいれば、高齢でも若い人と変わらない量を維持している人もいます。

テストステロンの分泌量を低下させる要因として、ストレス、睡眠不足や睡眠障害、不規則な食生活や暴飲暴食などがあります。とりわけ精神的なストレスの影響が大きく、うつ病や抑うつ状態の場合は血中テストステロンの値が低下することは、多くの研究で明らかになっています。

私も以前、ある病院で行われた健康診断のデータを用いて、うつとテストステロン値の関係について、分析、検討したことがあります。その結果、64歳以下の男性で見ると、SDS（自己評価式抑うつ性尺度）という心理検査の点数が高く、「抑うつ状態またはうつ病が疑われる人は、健常な人に比べてテストステロンの値が低い傾向にある」ことが認められました。

では、なぜ抑うつ状態やうつ病の症状がある場合にテストステロンの値が低くなるのでしょうか。そこには、男性ホルモンが分泌されるメカニズムが関わっています。

32ページの上の図は、男性ホルモンが分泌されるまでの流れを示しています。まず、脳の間脳にあって自律神経の中枢である視床下部《ししょうかぶ》から性腺刺激ホルモン放出ホルモン（GnRH）が分泌され、下垂体《かすいたい》に働きかけることにより、下垂体前葉から黄体形成ホルモン（LH）が分泌されます。このホルモンの指令を受けて、精巣ではテストステロンが合成・分泌されます。また、男性ホルモンの一部は副腎からも分泌されます。

ややこしいと思いますので、工場の生産現場にたとえてみましょう。本社の社長は脳の視床下部、工場長が下垂体、工場が精巣や副腎にあたります。工場をいつどれだけ稼動させるかを社長（視床下部）が決め、その命令を受けた工場長（下垂体）が現場の工場（精巣や副腎）に指示を出し、そこでテストステロンが合成・分泌されるわけです。

社長が市場での商品の流通量や売れ行きを見て工場の生産量を判断するように、視床下部は血中のテストステロン濃度を常時モニターします。そして、血中での濃度が一定に達するとテストステロンの合成・分泌を抑制し、不足している場合は分泌を促すように指示をします。これを「ホルモンのフィードバック機構」と言います。こうした調整が働いて、体が必要とする量のテストステロンが供給されています。

男性ホルモンの分泌

視床下部	性腺刺激ホルモン放出ホルモン（GnRH）
↓	
下垂体前葉	黄体形成ホルモン（LH）
↓	
精巣	テストステロンの合成・分泌

脳の構造と視床下部

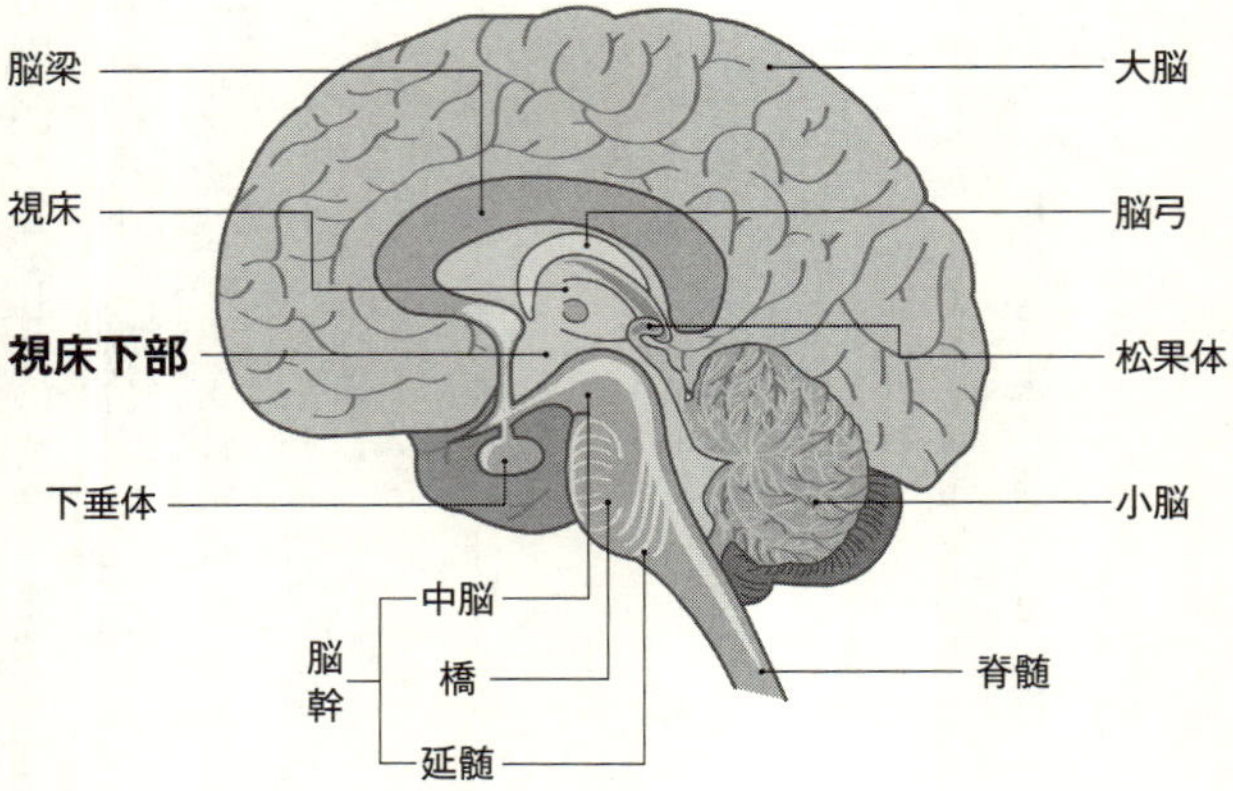

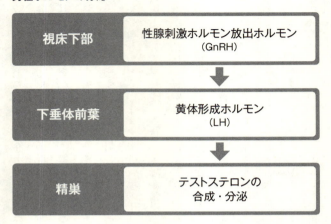

ところが、強いストレスによって脳に負荷がかかると、社長にたとえたホルモン分泌の司令塔である視床下部がダメージを受け、その判断に乱れが生じます。その結果、ホルモンの合成や分泌の指令系統の働きが鈍くなり、テストステロンの分泌は低下します。また、視床下部は先述のとおり自律神経の中枢でもあるため、自律神経失調の症状である不定愁訴が次々と現れるようになります。

男性更年期障害の原因はホルモンの分泌量ではなくストレス

「卵が先か、ニワトリが先か」といった話になりますが、これまでに述べたように、男性ホルモンと男性の更年期障害の関係について、私は、男性ホルモンの分泌量の低下が更年期障害の諸症状を引き起こすのではないと考えています。

ストレスから抑うつ状態になった結果、脳の視床下部の働きに乱れが生じ、更年期障害の諸症状とともに男性ホルモンの分泌量の低下も現れるのです。つまり、精神的なストレスが男性更年期障害の主因であり、男性ホルモンの分泌量の低下は男性更年期障害の直接的な原因ではなく、その一症状であると考えられます。

このことは、当院の臨床データからも裏づけられます。それについては第二章で詳しく説明します。ここで強調しておきたいのは、私はこのような理由から患者さんたちの治療にホルモン補充療法は行っていないということです。

ただし、初診時に男性ホルモンの検査は行います。ストレスから抑うつ状態になって更年期障害の症状に悩んでいる患者さんの大半は、治療前はテストステロンの数値がかなり低いレベルに落ち込んでいます。ところが、治療が進んで抑うつ状態から回復するにつれて、テストステロンの数値も上がってきます。顕著に症状が改善した人ほどテストステロン値の上昇幅は大きく、一進一退で症状があまり改善しない人はテストステロン値も低いまま推移します。

改善した例では、次のような経緯をたどったと考えられます。

・ストレスによって視床下部の機能が弱り、疲労感、頭痛、肩コリ、腰痛、胃痛、便秘、めまい、イライラ、憂うつ感といった自律神経失調や抑うつ状態に陥る

↓

・精巣でのテストステロンの分泌量が低下

↓

・治療によって視床下部の機能が回復し、自律神経のバランスが整い始める

↓

・自律神経失調や抑うつ状態から脱する

↓

・テストステロンの分泌量も回復する

テストステロンの数値そのものは、ＥＤやうつ病の指標との関係は認められませんが、治療に入る前にテストステロンの数値を測定しておき、治療後の数値と比較することが、患者さんの回復度合いを知るうえでの参考にはなります。そのため私は、テストステロンの数値は病気の診断基準としてではなく、男性の抑うつ状態の評価や、男性更年期障害の治療効果を判定する目安のひとつとしては有用であると考えています。

定年前後は「メンタルの危機」

では、なぜ定年前後に抑うつ状態やうつ病が生じるのでしょうか。その原因は、医学的にまだ明確にこれだと特定されるにはいたっていません。うつ病はひとつの原因だけで発症するわけではなく、職場や家庭の人間関係などの「社会・環境的な要因」、当人の性格傾向などの「内的な要因」、慢性的な疲労、身体疾患、ホルモンバランスの変化などの「身体的要因」、うつ病を発症しやすい「家族的・遺伝的要因」などが複雑に影響し合って発症するため、主因を特定することが難しいのです。

しかし、抑うつ状態の引き金になりやすい要因を挙げることはできます。中でも大きいのが、「社会・環境的な要因」です。

ライフステージにおけるイベントは、進学、就職、結婚、出産、自宅の購入、子どもの独立、親や近親者の死、定年・退職、老化・病気など、間断なく我々の身に起こります。中には離婚、失業、地位や財産の喪失、借金、配偶者の死、災害、事故、大病、子の問題など、深刻な体験をする人もいるでしょう。自分の老後はどうなるのかという不安、さらには、年老いた親の健康不安や介護の問題も身に迫ってきます。独身の場合は、一生ひとりで生きていくのか、病気や認知症の可能性への不安も出てきます。

ひとつではなく、複数のことが数珠つなぎとなって押し寄せてくることもあります。

こうした節目ごとに、生活や環境は大きな変更を強いられます。その変化に自らの思考、判断、行動が追いつかない度合いが大きいほど、当事者にとって強いストレスとなり、脳がダメージを受けて自律神経と精神に重大な影響を及ぼします。

ヒトの一生には、ストレスをもたらす出来事が重なりやすく、「メンタルの危機」と呼ぶべき時期があります。抑うつ状態、うつ病を発症しやすいときでもあります。中でも男性にとって、最大のメンタルの危機が訪れる年代は、更年期である40～60代の、とくに定年前後なのです。

定年前後は、仕事でも家庭でも多様なストレスが次々と押し寄せてくる時期であり、更年期障害の特徴である不定愁訴が多発するのも当然のことと言えるでしょう。精神的ストレスから抑うつ状態やうつ病に陥り、心身ともに不調をきたすのが、定年不調、男性の更年期障害の実態と言えるのです。

第二章　男性更年期障害の治療

定年不調のおもな症状をチェック

第一章では、定年前後の男性の不調の実態を明らかにし、男性ホルモンの基礎知識について述べました。この章では、定年前後に不調を感じた男性に適した治療法について考えていきます。

39ページの表は、私の外来で初診時に患者さんたちに記入してもらう問診票をもとに作成した、「男性更年期障害チェックシート」です。あてはまる項目をチェックして、合計点を出してみてください。

チェックシートの下部に記しているように、6〜15点の場合は、ストレスが溜《た》まってい

男性更年期障害チェックシート

項目	なし	時々ある	かなりある	ほとんどいつも
1　疲れやすい	0	1	2	3
2　憂うつである	0	1	2	3
3　イライラする	0	1	2	3
4　夜、寝つきが悪い	0	1	2	3
5　朝、早く起きる（夜、眠ってもすぐに目覚める）	0	1	2	3
6　朝、新聞を読む気にならない	0	1	2	3
7　肩がこる	0	1	2	3
8　なんとなく不安である（突然不安になる）	0	1	2	3
9　頭が重い感じがする	0	1	2	3
10　集中力や記憶力の低下	0	1	2	3
11　冷や汗が出る	0	1	2	3
12　動悸がする	0	1	2	3
13　胸が苦しくなる	0	1	2	3
14　急に息苦しくなる	0	1	2	3
15　手足がしびれる	0	1	2	3
16　食欲がない	0	1	2	3
17　最近やせてきた	0	1	2	3
18　下痢気味である（または便秘気味である）	0	1	2	3
19　胃が重い	0	1	2	3
20　吐き気がある	0	1	2	3
21　勃起力の低下	0	1	2	3
22　性欲の低下	0	1	2	3
23　小便が近い（頻尿）	0	1	2	3
24　のどに何か引っかかる。よく空咳をする	0	1	2	3
25　新聞やパソコンの画面が見にくい	0	1	2	3

5点以下	男性更年期障害ではありません。
6～15点	ストレスが溜まっています。リラックスと休憩が必要。
16～29点	男性更年期障害の可能性。一度相談を。
30点以上	男性更年期障害です。受診をお勧めします。

合計　　　　点

るのでリラックスと休息が必要です。16～29点は男性更年期障害の可能性があります。30点以上は男性更年期障害です。

定年不調は何科を受診すればいいのか

そして、「もしや自分も男性更年期障害かもしれない」と心配な人にとって気になるのは、「どの診療科で診てもらえばいいのか」ということでしょう。迷うのは当然です。男性更年期障害を専門とする医師は多くはありません。男性更年期障害は、２０１９年7月現在、保険病名（医療機関が健康保険組合などの保険者に医療費を請求する際に提出する診療報酬明細書に記入する病名）として認められていますが、まだ診断基準が明確ではありません。そのため、医師の専門分野や診療科によって、男性更年期障害に対するとらえ方や治療のアプローチは異なってきます。

現状では、「男性更年期外来」の看板を掲げている医療機関の多くは、専門外来を泌尿器科内に設けています。泌尿器科の分野では男性ホルモンに注目し、男性更年期障害の原因を「加齢に伴う男性ホルモン（おもにテストステロン）の減少」ととらえます。

心身の不調を訴える更年期の男性に対して、泌尿器科では、まずテストステロンの減少によって心身に不調が現れる「ＬＯＨ《ロー》症候群（加齢男性性腺機能低下症候群）」という病気を疑います。ＬＯＨ症候群のおもな症状には、勃起能の低下や性欲の減退、うつやイライラ、不安といった気分の変調、睡眠障害、疲労感、頭痛、耳鳴り、めまい、筋肉量の低下、内臓脂肪の増加、ひげの伸びが遅くなる、体毛や皮膚の変化などがあります。血液検査をして、血中の男性ホルモンのうち活性度がもっとも強い「遊離テストステロン」の値で診断します。その値が１㎖中８・５ｐｇ（ピコグラム。ピコは１兆分の１）を下回ると、ＬＯＨ症候群とされます。治療では、不足したテストステロンを注射で補う「ホルモン補充療法」を行うのが一般的です。

また、内科では高血圧や糖尿病などの生活習慣病や、胃腸や腎臓など内臓の病気が見つかれば治療を行いますが、男性更年期障害という視点から患者さんを診察する医師は多くはありません。診断基準が明確でないため、頭痛や胃痛への対症療法として鎮痛剤や胃薬を処方するにとどまるでしょう。

整形外科や耳鼻科では、肩コリ、腰痛、めまい、耳鳴りなどの原因となる病気が見つからない場合は、まずは鎮痛剤やめまいの薬など症状を抑える薬を処方して、しばらく様子を見るというケースが多くなります。

しかし、私の考えではそういったアプローチは「逆」です。つまり、更年期の不調が生活習慣病やほかの病気をまねいている、ということです。

心療内科や精神科では、更年期男性の原因不明の頭痛、めまい、動悸、下痢や便秘、不眠、疲労感といった身体症状の背景に、患者さんを取り巻く社会的・個人的な環境の変化からくるストレスによるメンタルの疾患があると考えます。そこで、うつ病や不安障害などの精神の疾患の有無を診断します。治療では必要に応じて抗うつ剤や抗不安薬などの薬物療法と、カウンセリングなどの心理療法を行います。

男性更年期外来を標榜《ひょうぼう》している心療内科や精神科はかなりまれではありますが、39ページのチェックシートで16点以上の人や、本書で解説する男性更年期障害の精神的・肉体的症状に思いあたる人は、心療内科や精神科を受診して、相談してください。また、この状態は医療の問題だけではないので、自分の生き方や考え方を修正する機会ととらえてください。

私の男性更年期外来では、心療内科的なアプローチで治療を行っています。その治療法については後ほど詳述します。

診断名がついて安心し、心身ともに回復した事例

私の男性更年期外来を訪れる患者さんは、複数の病院や診療科を回り、多種類の薬をもらってもいっこうに症状が良くならないばかりか、体調がどんどん悪くなり、長年苦しんできた人が少なくありません。そのような患者さんの例を紹介しましょう。

50代後半の会社員・Aさんは、3年前に耳鳴りやふらつきが現れました。耳鼻科を受診したところ、医師から「メニエール病（めまい、耳鳴り、難聴を伴う原因不明の病気）の疑いがあります」と言われ、薬を処方されました。しかし、その薬を飲んでも、耳鳴りやふらつきは改善しません。

そうこうしているうちに、ある日突然、自宅で激しい胸の痛みと急激な血圧の上昇に見舞われました。苦しいのと、「このまま死ぬのではないか」という恐怖も伴い、救急車を呼んで病院に担ぎ込まれました。ところが、心電図検査やCT検査、血液検査をしたとこ

ろ、「異常なし」という結果でした。「ストレスと疲れのせいでしょう」と診断され、点滴を受けたものの、腑《ふ》に落ちない思いを抱えたまま帰宅しました。

Aさんはその後も毎月のように、同じ発作をくり返すようになります。そのたびに救急搬送されましたが、毎回、体のどこにも異常は見つかりません。同じ病院に3回以上も救急搬送されると、「医師や看護師から『また来たか』という目で見られて、とてもつらかった」とAさん。ほかの病院を受診しても結果は同じで、「『どこも悪くない』と言われて終わりなので、病院に行くのが怖く、気分がふさぎました。このまま治らないのではないかと絶望し、何となく消えてしまいたいと思うようになりました。定年のことを考えるとしんどくて、どうしても会社に行くことがつらくなり、休職しています」と話されます。

Aさんの話をじっくりお聞きして、「あなたはうつ病と不安障害です」と診断したところ、Aさんは「先生、私、やっぱり病気でしたか。初めて診断名がついた」と、涙ながらに安堵《あんど》の表情を見せられました。

なぜそんなに安心されるのかと理由を尋ねると、「何人かの医師から『あなたは病気じゃない』と言われてきましたが、私、病気で良かったです。自分が嘘《うそ》つきのように思われていたので……」と言われます。具体的な症状を尋ねると、キンキンとした耳鳴り、頭がぐるぐるするめまい、足元から体がふらつくことに加え、気分がどんと落ち込んでコントロールができない、笑えない、不安感が強い、眠れない、肩コリがひどい、胸が痛い、息が苦しい、胃が痛い、吐き気がある、下痢、手足の冷えとしびれ、ＥＤ……と出てきます。そして、こんなに多くの症状は、「定年を意識し始めてから自覚するようになったかも」と打ち明けられました。３年間も原因不明のまま改善せず、どの病院へ行っても相手にされないと思い続けていたのですから、非常に苦しい日々を過ごされてきたことでしょう。

診察のはじめにＡさんの血圧を測定すると、上（収縮期血圧）が１７０ｍｍＨｇ（ミリメートルエイチジー）で下（拡張期血圧）が１１０ｍｍＨｇと、かなり高いことが気になりました。高血圧の診断基準は、上が１４０ｍｍＨｇ以上、下が90ｍｍＨｇ以上です。薬を飲んでいますかと尋ねると、「処方された血圧の薬を飲んでいましたが、効かなかったのでいまは飲んでいません」との返答でした。ところが、約１時間の問診とカウンセリングを終え、帰られる前に再度血圧を測ってみると、上が１３２ｍｍＨｇで下が92ｍｍＨｇと、ほぼ基準値になっていたのです。

これはおそらく、医者の前に出ると緊張して血圧が上昇する「白衣高血圧」と呼ばれる症状と思われます。じっくり話をしているうちに緊張がほぐれたことと、診断名がついたという安心感から、血圧が下がったと考えられます。

私はAさんに、抗うつ剤を処方しました。すると、わずか3日後に、「先生、おかげさまで良くなりました」とおっしゃるのです。抗うつ剤は通常、効果が現れるまで10日から2週間くらいかかります。3日で軽快したとなると、それは薬の効用ではなく「自分の不調の原因が明らかになった。病状をわかってもらえた。どうすればいいかが見えた」という精神的な安心感からだと考えられます。

その後、1カ月ほどでAさんは仕事に復帰し、3カ月後には心身ともにかなり落ち着いた状態になり、6カ月目にはほとんどの症状が治まって「もう薬は飲まなくて大丈夫です」と言えるまでに回復しました。心身の状態が改善すると、定年に対する考え方も前向きになっていかれました。

Aさんのように、複数の病院で自らの症状に耳を貸してもらえず、セルフケアの方法も見つけられずに休職にいたるケースは珍しくありません。体も精神もギリギリの状態に追い込まれます。自殺寸前まできているような更年期障害の男性の患者さんは決して少なくないと推察しています。

身体症状の背景に抑うつ状態が隠れている「仮面うつ病」

56歳の会社員・Bさんは、2年前に胃痛と吐き気が出て、消化器内科で神経性胃炎と診断され、胃薬など3種類の薬を処方されました。しばらくたつと、今度はめまいが起こるようになりました。耳鼻科を受診したところ、「メニエール病の疑いがある」と診断され、薬を2種類処方されました。

それでも体調は良くならず、続いて頭が割れるような激しい頭痛に襲われました。脳神経外科でCTやMRIの画像検査を受けたものの、腫瘍や動脈瘤《どうみゃくりゅう》は見つからず、とくに異常なしとの結果が出ましたが、医師からは「特発性頭痛ですね」と言われ、また別の薬を処方されました。

さらに、手のしびれが出てきたため、症状をインターネットで検索して「整形外科へ」という情報を得てそのとおりに受診しました。レントゲン検査の結果、医師からは「ちょっと頸椎《けいつい》がずれていますが、手術やリハビリが必要な状態ではありません。しばらく安静にして様子を見ましょう」と診断され、鎮痛剤とビタミン剤を処方されました。

こうして、私の外来に来られるまでにBさんはいくつもの診療科にかかり、合計で10種類以上もの薬を服用されていました。

男性更年期障害は体のあちこちに不調が現れますが、第一章で述べたように、原因がはっきりしない不定愁訴であることが多いのに加え、Bさんのように、めまいがひどくなると胃痛のほうは楽になったり、頭痛がひどくなると前の症状が軽減したりというように、3カ月から6カ月ほどの間につらい部位や症状がくるくると変わるのが特徴です。

こうした場合、俗にいう「仮面うつ病」が疑われます。仮面うつ病とは、抑うつ状態が基本にあるものの、頭痛、めまい、耳鳴り、胃痛、不眠などの身体症状が前面に出て、身体症状という仮面の背後に精神症状が隠されているために名づけられた呼称です。

Bさんの場合も、診察の結果、抑うつ状態が認められました。そこで私は、そうした症状があることを説明し、「うつ病ではありませんが、うつ病の手前の抑うつ状態です。まずは現在服用中の鎮痛剤などをストップして、抗うつ剤を試してみませんか」とアドバイスしました。そして抗うつ剤を服用してもらったところ、わずか4週間で、Bさんがつらいと訴えていた症状が消失していったのです。同時に、10種類以上を服用していた薬は、どれも不要になりました。同じ状況で悩んでいる人は、「まさか、そんなことが」と思われるかもしれません。しかし、これはBさんに限ったことではなく、当院でも、また一般に心療内科や精神科でもよくある症例なのです。

このように、男性更年期障害の諸症状の根底にある原因を見誤ると、対症療法になるために服用する薬が増えるばかりで、体調が根本的に改善することはありません。時間とともに痛む部位が変わるために不調が複雑になっていく、また精神的に追い込まれる、仕事も家庭もうまくいかなくなる、という悪循環が大いに起こりうるでしょう。

真のセルフケアとは、不調を自覚する前から対処すること

臨床の現場において、更年期障害かもしれないと自覚する男性が年々急増しています。その背景には当然、更年期障害の予備群が大勢いるでしょう。

これまでに、男性更年期障害の原因は、男性ホルモン量の低下ではなく、ストレスによ

る自律神経の乱れや抑うつ状態の可能性が高いと説明してきました。この病気は、高血圧や心臓病、脳卒中などの生活習慣病と同様に、ある日突然発症するものではありません。つまり、早期発見・早期治療が何より重要であり、それによって軽症から改善、回復への道筋をつくることができます。

病気の始まりは、心身における日々のストレスの積み重なりです。なかなか疲れがとれない、イライラする、不安になる、気分が憂うつになる、といった状態になる頻度が増えたと思うことはありませんか。

うつ病に移行する前の抑うつ状態の段階であれば、薬を用いなくても、ストレスの発散や十分な睡眠と休養、リラクセーションなどの対処で比較的短期間のうちに元気になる場合も多くあります。「あれ、何となく体調が悪い」という不定愁訴の段階で自覚して休養することが回復への近道です。

しかし多くの男性は、「疲れたなあ。頭が痛いなあ」と自覚をしても、発熱や耐えがたい痛みがない限り、「仕事に穴をあけたくない」、「このぐらいはたいしたことはない」と、無理を重ねます。しかも、ひと晩眠れば回復していた若い頃の記憶が強く、中年になったいまでも大丈夫だと思い込んでいます。心当たりがある人は多いでしょう。風邪などと同じで、つらくなったときには病状は深刻化しているため、その時点からケアや治療をするのでは、回復までに当然、時間を要します。疲れや痛みを自覚する前に対処する心がけこそが、真の大人のセルフケアと言えるわけです。

50代後半になるとすでに加齢現象は進んでいて、そこへ定年間近の精神的プレッシャーが覆いかぶさるように向かってきます。毎日まじめに生きているだけでも心身のパワーは衰えていくのですから、それを自然なこととととらえたうえで、意識を変えてアクションを起こす必要があると私は考えています。セルフケアの方法は第六章で詳述します。

夫婦でカウンセリングを実施する

では、実際に私の男性更年期外来ではどのような治療を行っているのか、具体的に説明しましょう。私の外来では、カウンセリングをメインに、抗うつ剤や抗不安薬などを処方する治療を行っています。

とくに力を入れているのは、カウンセリングです。「傾聴」と言って、患者さんの話にじっくり耳を傾け、「いつから、どんな症状が出始めたのか」、「現在はどんな症状があり、どんな不調に困っているのか」などをお尋ねし、現在の仕事や職場環境、夫婦・家族との関係や家庭の状況、悩みごとや心配ごとなどを聞き取ります。そのお話から、どのようなストレスを抱えているのかを把握し、医療的な分析をして対処法をともに考えていきます。

話を聞きながら、同じ中年男性として共感できる点をお伝えし、悩みが特殊ではないこと、どの患者さんも類似した悩みや心配ごとを抱えて受診されていることを説明し、まずは患者さんの不安を和らげるように働きかけます。

じっくりとカウンセリングを行うために、初診時の所要時間は約1時間半、再診では20分程度になります。「はじめに」で述べたように、可能な限り妻やパートナーとともに来院してもらい、診察には同席をお願いしています。初診時にそれが無理なときや患者さんが躊躇《ちゅうちょ》される場合は、次回以降に同席をお願いするとともに、パートナーに私から電話をかけて、患者さんの体調や普段の様子について聞いています。

ともに受診してもらう理由は、患者さんの病状を正確に把握すること、また、パートナーにも病気の本質を理解してもらい、治療に協力していただくためです。

男性は女性に比べて自分のことを正直に打ち明ける、表現するのが苦手で、自らの病状を過小に告げる傾向があります。「他人に弱みを見せたくない」という思いや、自分でも薄々には「うつ病かもしれない」と感じていても、心の背景には、「うつ病の診断書を書かれて会社を休むよう言われたら、職場での地位が危ないかもしれない」といった不安があるのでしょう。診察の場でも、当初の問診ではなかなか本音を語ってもらえません。たとえば、「最近ちょっと眠れなくて、疲れやすい」といった表現をされます。話を額面どおりに受け取れば、それほど事態は深刻でないと判断し、睡眠導入剤とビタミン剤を処方して終わります。

ところが、パートナーに話を聞くと「夜中に2~3回は起きている」、「週末はほぼ1日中寝ている」、「毎晩のようにお酒を浴びるほど飲んでいる」、「イライラしてキレやすくなった」、「食欲がなく、急にやせてきた」、「元気のなさが激しい」など、本人の申告とはまるで違う証言が出てくることが多々あります。

うつ病などの精神の疾患は、血液検査や画像検査では重症度を判別しがたいので、自己申告が決め手になります。症状を過小申告されると、不十分な治療しかできないことになりかねません。ですから、生活をともにされているパートナーから客観的な意見を聞く必要があると考えています。

患者さんと電話で話す「メンタル・インターベンション」で治療効果が上がる

通常は初診から2週間後に再び来院していただきますが、その間もサポートを行います。初診の翌日、3日後、5日後と、状況によっては7日後と10日後にも私から患者さんに電話をかけて現在の体調や服薬状況・副作用の有無などを聞き、アドバイスをします。

医者から直接、患者さんに電話をするのは珍しいようで、しばしば驚かれますが、これは男性更年期障害の患者さんたちと向き合う中で生まれた、私の医療的なアプローチです。

男性更年期外来を開設した当初、実はＥＤの相談やバイアグラなど勃起改善薬の処方をメインに想定していました。ところが、いざふたを開けてみると、うつ病などの精神の疾患や、ストレスからくる心身の不調に苦しむ患者さんが大半を占めていました。そこで私は、心療内科や精神科の治療法を取り入れ、診察では患者さんの話を聞くことに徹しました。

また、処方した薬の具体的な効果や副作用をリアルタイムで聞き取るために、患者さんに時おり電話をかけるようにしました。

そうすると、この電話による問いかけが、治療効果を高めるうえで役に立つことがわかってきたのです。

まず、薬を指示どおりに服用できているか、副作用が出ていないかを知ることができます。抗うつ剤や抗不安薬を飲み始めると、吐き気や下痢、便秘、眠気などの副作用が現れることがあります。副作用が出た場合、服用を中止するのが良いか、量や回数を減らすなど服用法を調節したほうが良いか、あるいは2~3日で副作用が治まるので服用しながら様子を見たほうが良いかなどは、薬の種類や患者さんの状態によって違います。初診の翌日や3日後に電話をすることで、患者さんの服薬状況に応じてタイミングよく適切な指示を出すことができ、また、患者さんが安心されます。

薬の副作用を心配される患者さんは多く、とくに初めて睡眠薬や抗うつ剤を飲む人は、「この薬で副作用は出ませんか」と質問されます。「副作用が出るかどうかは薬を飲んでみないとわかりません。明日お電話しますから、薬を飲んで様子を見てください」と伝えると、ほっとして、服用に取り組みやすくなるようです。

また、初診で十分に時間をかけて患者さんの訴えを聞き、病状や薬、対処法についてていねいに説明しても、患者さんとしては、帰宅してから思い出すことや新たに質問が生じることもあります。また、うつ病や抑うつ状態の人は思考力が低下していることもあり、一度にたくさんの話をされると、説明を十分に把握しづらいこともあるでしょう。さらに、診察時に対面では言いにくかったことや、言い忘れたことを電話口で話してもらえることも多く、初診のフォローやカウンセリングの一助になります。

こうして電話を活用することで、きめ細かな診療が可能となり、2週間後の再診の段階で、多くの人が改善に向かいます。治療の途中や終了時には、患者さんから、「あの苦しかったときに、何度も電話をしてもらえたのは、本当にありがたかった」、「電話をもらった夜は寝つきが良くなった」と言われたことが何度もあります。そこでいまは、患者さんの個性を念頭においたうえで電話でも話を聞く方法を「メンタル・インターベンション（精神的介入）」として、治療の一環として積極的に実践しています。

また、私から電話をかけるだけでなく、患者さん全員に私の携帯電話の番号を教えて、「気になることがあればいつでも電話してください」と伝えています。しかし、患者さんから電話がかかってくることはほとんどありません。予約変更の連絡くらいです。

ただ、不安障害の症状が強い患者さんの場合は、初診から1カ月ほどはときどき電話があります。精神的に不安や焦燥感が募ったときに、できるだけ早く応答することで治療の効果が高まり、症状が改善します。また、2、3週間で電話がかかってこなくなるので、回復具合を把握する手がかりにもなります。患者さんからすると、実際には電話をかけなくても、医師の番号を知っておくと「急場でもつながっている」という安心感が持てて精神的に楽になられるようで、治療効果は高いと考えます。

心身を健康に保つ「セロトニン」が不足する

男性更年期障害については、まだ世間であまり理解されていません。患者さんの多くは「このまま治らないのではないか」、「どんどん悪くなっていくのではないか」という漠然とした不安を抱えており、精神的なストレスを指摘されても「そもそもストレスって何だ」、「ストレスでこんなに胃が痛くなるはずがない」、「自分は精神的に弱くはない」などと否定しがちです。自分の体と精神がいまどのような状態にあるかを理解してもらうことが、患者さんの不安を取り除くとともに、治療の第一歩となります。

そこで私は、できるだけわかりやすい言葉で、患者さんたちにストレスと心身の不調との関係を説明しています。男性更年期障害を理解するうえで有用になるので、ここで紹介しておきましょう。

ストレスと男性更年期障害の関係を考えるにあたってカギとなるのが、「セロトニン」と「自律神経」です。

セロトニンは実際はホルモンではありませんが、幸せホルモン、癒しのホルモンなどと呼ばれる、脳内で働く神経伝達物質のひとつです。脳の重要な場所である視床下部や大脳基底核・延髄などに広く存在して、神経活動を担っています。感情をコントロールする扁《へん》桃《とうかく》核や、思考・判断など高度な脳機能を担う大脳皮質にもセロトニンが多く存在し、喜怒哀楽をコントロールして気持ちを穏やかに保つなど、精神の状態に深く関わっています。

脳内の神経は、網の目状に張り巡らされているイメージがありますが、ひとつずつの神経細胞（ニューロン）は独立しており、まるでバトンリレーのように、次の神経へと順々に、神経伝達物質が電気信号を伝えていくしくみになっています。セロトニンは、このバ

神経細胞（ニューロン）とセロトニン

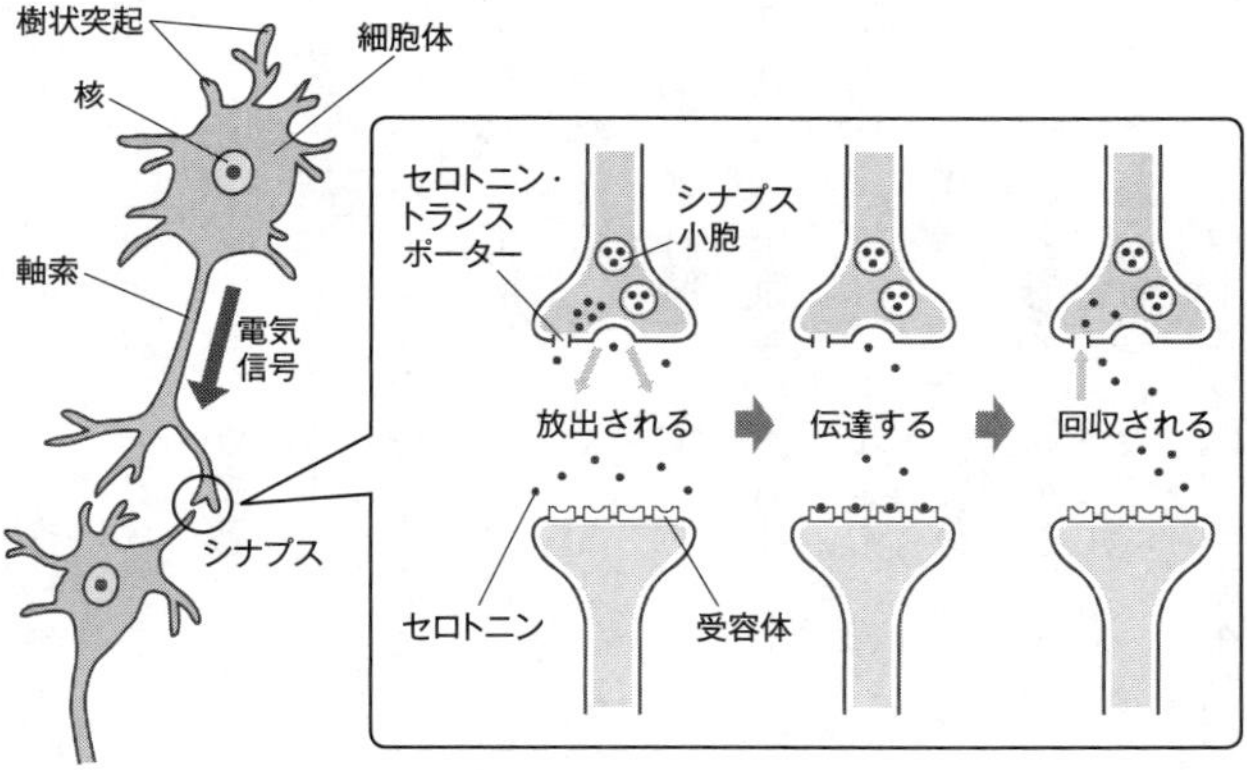

トンの役目を果たしています。

脳が働くときは、神経細胞の樹状突起から細胞体を経て軸索を通り、次の神経細胞へと電気信号が流れます。神経細胞と次の神経細胞の間には、シナプスと呼ばれる接合部があります。電気信号がシナプスまでくると、神経細胞内にあるシナプス小胞からセロトニンが放出され、このセロトニンがシナプスのすきまを介して次の神経細胞の受容体（レセプター）に結合すると、情報が伝達されます。しばらくするとセロトニンは受容体から離れ、セロトニン・トランスポーターという取り込み口から回収されて、再利用されます。

もともとセロトニンは私たちが覚醒してい

る間はずっと、常に泉のように絶え間なく分泌されていますが、年齢とともにその生産量は低下すると言われています。さらに問題なことに、睡眠不足や過重労働が続く、心配ごとが多いなどストレスがあると脳内のセロトニンは浪費とも言える大量消費がされ、分泌量は徐々に減っていきます。

脳内のセロトニンが減少すると、集中力や判断力が低下して疲労感が強くなります。しばらく休憩して脳を休ませれば、その間にセロトニンのレベルは回復しますが、無理をして仕事を続ける、悩みや心配ごとが頭から離れずに考え続けるなどすると、セロトニンはさらに消費され続けます。

その結果、根気も忍耐も尽きて、頑張ろうにも頭や体が思うように動かず、思考は短絡的になり、イライラして怒りっぽくなります。これが、抑うつ状態です。この状態がさらに続くと、思考力が衰えて気力や意欲も失われ、何もできない自分は世の中に存在している意味がないと考え、漠然と「世の中から消えたい。死んでしまいたい」と思うようになります。これがうつ病です。

さらに、セロトニンは、自律神経の中枢である視床下部の情報伝達にも関与し、交感神経と副交感神経のバランスを調整する役割を担っています。つまり、抑うつ状態となって脳内のセロトニンが不足すると、自律神経の働きにも支障が出るのです。

また、セロトニンは体が感じる痛みの感覚の調整にも関与しています。痛みは、皮膚などにある感覚器で感知され、その情報が脳に届くと感じます。しかし、あまりに痛みが強くなるとつらいので、人体にはそれを緩和するしくみが備わっています。「下行性《かこう》抑制系」と呼ばれるシステムで、脊髄から脳へ伝わる痛みを調節します。セロトニンが減少すると、そのシステムも十分に働かなくなり、通常であれば和らいでくる痛みが逆に強くなったり、長時間持続したりすることになります。男性更年期障害の患者さんは、頭痛や胃痛、腰痛、関節痛、肩や首のコリや痛みなど、あちこちの部位に痛みを訴える人が少なくありません。これも、セロトニンの不足が関係しているのではないかと考えられています。

セロトニンは、いわば脳と体を元気に保つためのガソリンのようなものです。精神的なストレスが多い人はセロトニンが浪費され、脳がガス欠状態になりやすいのです。男性更年期障害は、「セロトニン不足で脳がガス欠になり、体と精神に多様なかたちで不調が出てきた状態」と考えると理解しやすいでしょう。

更年期の不定愁訴は「自律神経失調症」

もうひとつのカギである自律神経についても、ここで説明しておきましょう。自律神経は自分の意思とは無関係に働く神経で、呼吸、体温の調整、消化吸収、血液循環、心臓の拍動、ホルモンの分泌といった生命維持に重要な生体機能をコントロールしています。

自律神経には、交感神経と副交感神経という2系統があります。車で言えば交感神経はアクセル、副交感神経はブレーキの役目を果たしており、両者がシーソーのようにバランスをとることで、私たちの体を無意識のうちに環境や状況に適応させています。交感神経は体を活動的にするように働き、これが優位な状態になると、血管が収縮して心拍数や血圧が上昇し、消化吸収にブレーキをかけます。もう一方の副交感神経は体を休息させるように働き、これが優位になると、心拍数や血圧は下がり、消化吸収を促進します。

たとえば、日中に仕事を頑張るときは、交感神経の働きが活発になり、副交感神経の働きは低下します。全身にくまなく血液を送り込むために心拍数が増えて血圧が上がり、活動エネルギーをつくり出すために肝臓でグリコーゲン（エネルギー源であるブドウ糖が体内に貯蔵された状態の物質）の分解が盛んに行われて血糖値が上昇します。そして筋肉が緊張し、胃腸の働きは抑制されて、活動的に動き回るために最適な状態に調整されます。

交感神経の働きは朝起きた直後から徐々に盛んになり、昼間にピークを迎えた後、夜に向けて低下していき、夕方から夜にかけては副交感神経が優位になります。すると、心身がリラックスして眠りにつく状態へと整えられ、消化器官が活発に働いて栄養素が補給され、日中に消耗したエネルギーを回復させます。こうして1日の中で交感神経モードと副交感神経モードが自動的に切り替わることによって、活動と休息の生活リズムが生まれています。

自律神経の働きをコントロールしているのは、脳の中心部にある視床下部です。視床下部は自律神経の調整を行う司令塔であると同時に、ホルモンの分泌を調整する中枢であり、また、生命活動に必要な摂食、飲水、体温調節、呼吸、性行動などを司《つかさど》る中枢でもあります。

視床下部は、脳の大脳辺縁系や大脳皮質などからの情報を受け取り、自律神経を介して全身の器官に指令を出して、その働きを調整しています。大脳辺縁系は、本能的な欲求や喜怒哀楽の情動を司る脳の領域です。ストレスを受けたときに感じる不安や緊張、焦り、怒り、悲しみといった感情は、おもに大脳辺縁系から生じます。一方、大脳皮質は、論理的な思考や判断など高度な精神的活動を司る領域で、大脳辺縁系で生まれた感情や感覚は大脳皮質によって調整を受けた後に視床下部にも伝えられます。

そのため、視床下部はストレスに対して非常に敏感です。ストレスが慢性化する、過度のストレスを受けるなどすると、視床下部はダメージを受けてスムーズに働かなくなります。また、自律神経のうち、交感神経は「闘争と逃走の神経」とも呼ばれ、「敵と戦うか逃げるか」の二者択一を迫られるような緊迫した場面で活性化します。ストレスにさらされたときや緊張したとき、強い不安を感じたときは交感神経の働きが高まります。

視床下部の働きに支障が生じると、必要のないときまで緊張・興奮系の交感神経が過度に働き、休息すべきときにリラックス系の副交感神経が作用しなくなり、この2つの神経のバランスが乱れるのです。その結果、動悸、めまい、耳鳴り、のぼせ・ほてり、異常な発汗、胃痛、吐き気、食欲不振、慢性的な疲労感など、体のあちこちに不快な症状が現れることになります。これを「自律神経失調症」と言います。第一章でも少し触れましたが、男性更年期障害の代表的な症状の多くは、自律神経失調症です。

薬でストレスを抑える

以上の話を整理すると、精神的なストレスが長く続くことによって「脳のガソリン」であるセロトニンが枯渇してしまうことと、ストレスによって自律神経の働きが乱れてしまうことが、男性更年期障害のおもな原因ということになります。

そこで私の治療では、抑うつ状態やうつ病の人には、おもに、「ＳＳＲＩ（Selective Serotonin Reuptake Inhibitor）」と呼ばれる薬を処方しています。ＳＳＲＩは日本では１９９９年から用いられている抗うつ剤の一種で、日本語名を「選択的セロトニン再取り込み阻害薬」と言います。

59ページで、セロトニンは神経細胞の間で情報伝達に働いた後、セロトニン・トランスポーターという取り込み口から回収されて、再利用されると説明しました。うつ病の人は脳内のセロトニンが減るだけでなく、この取り込み口からセロトニンがどんどん再吸収されてしまうために、脳内の情報伝達がうまくいかなくなります。ＳＳＲＩには、取り込み口をふさいで、神経細胞の間にセロトニンがしばらく漂うようにしておく作用があります。これにより、セロトニンが効率的に働くようになります。

現在のところ、セロトニンを増やすような薬や、セロトニンを直接補充するような方法はありません。抗うつ剤の助けを借りてセロトニンを効率よく使いながら、セロトニンを浪費しないよう、休養して、セロトニンが徐々に溜まってくるのを待つわけです。

一方、自律神経の働きが乱れて交感神経の働きが過剰になり、動悸、血圧上昇、手のふるえなどの症状がある人には、「α・β遮断薬」という薬を処方します。交感神経を活性化させる神経伝達物質であるノルアドレナリンの信号を受け取る血管のα受容体や心臓のβ受容体に結合して、交感神経の活動を抑えるように作用します。一般には不整脈や高血圧の薬として処方されていますが、私の臨床経験では、ストレスからくる症状を抑えたり、緊張を和らげたりする効能が期待できます。

治療の柱のひとつは「認知行動療法」

こうした薬物療法は、いま患者さんたちを悩ませている心身の諸症状を和らげるための対症療法です。薬物療法と休養で精神的な安定を取り戻し、体の不調が消えて元気になったとしても、調子に乗って無理をしたり、再び強いストレスがかかる状況になったりすれば、また同じ症状がぶり返すことが大いにありえます。うつ病や男性更年期障害の根本の原因であるストレスの問題を解決しなければ、真の治療にはなりません。

そこで、患者さんのストレスを改善するためのカウンセリングをくり返しますが、中でも「認知行動療法」を治療の柱のひとつにしています。これは、医師と患者さんが面接をくり返しながら、患者さんのものごとに対する受け止め方である「認知」を変えることで、対処法や行動を変え、精神的ストレスを軽減させる、つまり気持ちを楽に保つための精神療法・心理療法の一種です。

認知療法・認知行動療法は1970年代にアメリカの精神科医アーロン・ベックが開発し、不安障害やパーソナリティ障害、摂食障害（神経性大食症）などの精神疾患の治療と再発予防効果のエビデンスが多く報告されたことから、欧米を中心に広く用いられるようになりました。日本では1980年代から実践され始めて国や医療機関も研究とエビデンスを構築してきました。精神疾患以外でも、日常のストレスや夫婦問題、教育や司法の場でもその適用範囲は広がりを見せています。

具体的には、医師と患者さんの1回あたり30分以上の面接を16～20回行いますが、患者さんの状態に応じて延長する場合もあります。また、ホームワーク（宿題）として、面接で話し合ったことを実生活で検証しながら「認知の修正をはかる」ように進めます。抽象的な議論をするのではなく、あくまでも現実に目を向けた「実生活での検証」という点が特徴です。どんなことをしてもストレスをゼロにすることは不可能です。しかし、自分の思考や生活・行動パターンを修正すると、ストレスをまねく状況を回避し、あまりストレスやプレッシャーを感じないようにすることはできます。要は、多くの方法を試しながら経験を通して自分なりのストレスとのつきあい方を学び、無理のないペースで生きていくコツを身につけるための治療法と言えるでしょう。

前項で述べた薬物療法の効果が現れるのは比較的早く、多くの患者さんは2～3週間ほどで回復に向かい、初診から2～3カ月で症状が安定してきます。しかし、それで安心して以前のペースで仕事を再開すると、必ずといっていいほどに症状がぶり返します。

そこで重要なのが、認知行動療法なのです。これまでの生活を振り返り、自分の性格を十分知ったうえで、「決して無理をしない」、「疲れを感じたら休息をとる」、「仕事を完全に忘れてリフレッシュする時間を持つ」、「自分にとって負担になることは断るようにする」、「人に仕事を任せたときはあれこれ心配しない」、「完璧に仕上げようとせず、まあまあの及第点で満足する」など、無理のない仕事の方法や生き方へとシフトしていくのです。

認知行動療法は、人によっては効果が出るまでに時間がかかることもあります。男性更年期障害の患者さんは24ページで述べた「性格傾向」として、まじめで完璧主義の人が多く、少し改善するとまた日常の行動ペースを上げて無理をするケースが多くあります。何度か治療をくり返さないと、なかなか無理のないペースがつかみにくいといった特徴があります。

その典型的なケースを紹介しましょう。

55歳で管理職のCさんは、自他ともに認める仕事人間です。20年来の愛煙家でしたが、職場が全面禁煙になったことをきっかけに、禁煙に踏み切りました。Cさんの説明では、タバコをがまんするストレスからか、イライラすることやめまいを感じることが急に増えました。耳鼻科を受診すると精神安定剤とめまいの薬を処方されたものの、症状はいっこうに改善しません。動悸や不眠、体調不良、不安感、うつ症状も出るようになり、当院を受診されました。

抗うつ剤と精神安定剤を処方し、認知行動療法を実践しながら、「超過勤務や休日出勤をやめて、夜や休日はゆっくり自宅で休息をとりましょう」と伝えたところ、2、3週間で抑うつ状態が改善し、2カ月後には体調がほぼ元どおりに回復しました。

このとき、「いまこそが重要な時期なんです。回復したからといって、また仕事に打ち込んだりせずに、仕事の量はセーブして、以前の7割くらいを目安にしていきましょう」と重ねてアドバイスをしたのですが、反動のように、溜まっていた仕事を一気に片づけにかかられ、以前と同様に夜遅くまで残業するようになりました。案の定、1カ月もしないうちに再び体調が悪化し、朝、異様な精神的な苦しさでベッドから起き上がれず、会社を休まざるを得なくなったということでした。

妻が「病気なんだから無理をしてはいけない」と注意をしても、Cさんは「うるさい」と耳を貸さず、口論が度重なって夫婦仲も険悪になります。こうなるとよくあるケースですが、妻のほうもイライラ、ウツウツが高まって、抑うつ状態になっていきました。

そこで私は、Cさん夫婦2人にカウンセリングを行い、妻のほうにも抗うつ剤と精神安定剤を処方し、Cさんには抗うつ剤を増量してこう伝えました。

「ダウンしたということは、以前のようなペースでしゃかりきに働くのは、もう無理だという体からのサインです。更年期障害は、まじめで頑張りすぎてしまう人や、気を遣いすぎる人に多い病気です。ストレスを溜め込まず、セロトニンを枯渇させないよう、いままでのように頑張らずに『無理をせずに、精神的に少しでも余裕を持って行動する』ことを身につけてください。そうしないと、いずれまたダウンすることになります」

その後、Cさんはすぐにはなかなか仕事のセーブができなくて2、3回のダウンをくり返しました。しかしそうするうちに無理のない範囲で仕事をするコツを覚え、1年半後には治療を終了しても問題ない状態になりました。そして、仕事人間だった以前とは変わり、家庭で過ごす時間を大事にするようになり、夫婦仲も良くなったということです。

「スローセラピー」を受け入れられるか

Cさんのケースのように、患者さんの妻で、夫と同じように心身の不調を訴える人がいれば、私は夫の治療と並行して妻のカウンセリングや治療も行っています。男性と女性を比較すると、同じようにカウンセリングを行っても女性のほうが思考に柔軟性があり、私のアドバイスを受け入れて即座に行動を開始する人が多いようです。その分、認知行動療法の効果が出るのも早く、1～3カ月で回復されて、以前より元気になる人もいます。

一方、男性の患者さんの場合は、自分の考え方や行動パターンをすぐには変えられない傾向があります。面子《メンツ》やプライドが壁になり、「もう無理がきかない自分」を認められないようです。何回か失敗した末に、だんだん「これは無理だな」と理解して、自分に合ったペースを見つけるまでに、平均して1年半～2年くらいかかります。

そのため、男性の更年期障害の治療では、急がずゆっくり治療に励む「スローセラピー」という概念が必要ではないか、と私は考えています。スローセラピーというのは私が命名した治療法で、患者さんの話をくり返し、じっくり聞くことも含まれます。

ただし、多くの患者さんは、治療を焦ります。苦しい症状は一刻も早く治してほしいと思うのは、誰しも当然のことです。しかし、男性更年期障害の症状は、焦りが治療にとってマイナスに働くため、患者さんにはある程度長い目で自分を見つめてもらうように説得しています。

もっとも苦しい症状である睡眠障害や気分の落ち込み、強い不安感などには内服薬で素早く対応しますが、集中力や仕事の処理能力の低下、疲れやすさなどに関しては、「元の100％の状態には回復しませんが、70～80％くらいまで戻れば上々だと思ってください」と伝えます。50代の人が30代や40代の頃のように仕事をこなしたいと思っても、もう元に戻ることはないのです。50歳になれば、医学的にも生物学的にも、体力や気力、脳の働きの活性度のピークは過ぎています。

私がホルモン補充療法をしない理由

これまでに述べてきたとおり、私は男性更年期障害の患者さんたちに、ホルモン補充療法は行っていません。女性の更年期障害の患者さんに対しても同じです。その理由について、ここで説明しておきましょう。

最大の理由は、これまでの臨床経験から見ると、ホルモン補充療法の必要性を感じられないことにあります。精神疾患の標準治療である抗うつ剤などの薬物療法と、カウンセリング、認知行動療法で対応すると、80～90％の患者さんは完治もしくは改善します。また、患者さんの多くは、男性更年期障害の諸症状が改善するにつれて、血中のテストステロンの数値も上がっていきます。

報告者によって多少の差はありますが、男性ホルモン補充療法の有効率は、おおむね70％前後と言われています。十分に評価に値する高い有効率ではありますが、男性更年期障害の患者さんにわざわざ体外から、テストステロンを補充する必要はないのではないか、と考えています。

第二に、男性ホルモンの副作用に対する懸念です。一時、女性の更年期障害の治療に盛んに用いられていた女性ホルモン（おもにエストロゲン）補充療法は、乳ガンや子宮体ガン、心筋梗塞や脳卒中などのリスクを上昇させるとの報告が出て問題となりました。もちろん、専門の医師がそれらの副作用に十分注意しながら、患者さんの状態に沿った投与をすれば、効果も期待できるでしょう。ただ、あるときはかなり用いられた女性ホルモン補充療法が昨今では医学界全体で慎重になっている傾向があり、2017年には日本産科婦人科学会から『ホルモン補充療法ガイドライン』の改訂版が刊行され、診療におけるガイドライン（医療現場で適切な診断と治療を補助するために、病気の予防・診断・治療・予後予測など診療の根拠や手順について最新の情報を専門家の手でまとめた指針）が改定されています。やはり副作用への不安は大きいと思われます。

当然、女性ホルモンと構造が非常に似ている男性ホルモンのテストステロンに関しても、副作用はあります。前立腺ガンや前立腺肥大症、睡眠時無呼吸症候群、心不全、血液中の赤血球が増える多血症などのリスクを高めるため、これらの病気のある人は男性ホルモン補充療法を受けることができません。テストステロンには造血作用があるため、投与量が多いと血液の濃度が上がって多血症を引き起こし、脳梗塞などにつながる可能性もあるわけです。そのため定期的に血液検査を行い、多血傾向にあるときは治療を中止することがあります。また、最近ドイツから、テストステロン療法の開始から6カ月以内ではエコノミークラス症候群（静脈血栓塞栓症）のリスクが高まるとの報告も出ています。

私がとくに気になるのは、精神面での副作用です。28ページで述べたようにテストステロンは、スポーツ選手のドーピングで使用される筋肉増強剤として知られています。テストステロンが禁止薬物になっている理由は、筋肉を増強するだけでなく、精神面にも悪影響があるからです。テストステロンを補充すると、攻撃性や闘争心を高め、怒りっぽくなるなど、興奮しやすくなる傾向があります。

医師の間では、うつ病は治りかけがもっとも危険だと言われます。うつ病患者の自殺の多くは、症状のどん底を脱して体調が上向いてきた回復期に起きているからです。男性更年期障害の患者さんに抑うつ状態やうつ病の人が多いことを考えると、男性ホルモンの量が低下しているからといって、興奮しやすくなるときにテストステロンを投与することには抵抗感を覚えます。

抑うつ状態やうつ病の人に抗うつ薬を処方することは、心療内科・精神科などの「診療ガイドライン」に沿った治療法です。しかし、うつ病の人に男性ホルモンを投与することは、このガイドラインにはありません。もちろん、診療ガイドラインは文字どおりすべてではなく、あくまで患者さんと医師の治療に関する意思決定のための指標ですが、ガイドラインにある治療法は医学的な根拠を持って安全性が認められているという意味でも、現在の段階では、私はホルモン補充療法をする必要性を感じていません。

男性ホルモン（テストステロン）補充療法についてはまだ各種のデータが揃《そろ》っていない段階であり、その効用や副作用に関して確定したことは述べられませんが、私の外来で男性ホルモン補充療法を希望される患者さんには、「オリンピックではドーピングで禁止されている薬で、精神面に悪影響が及ぶこともあります。どうしますか」などと、必ず尋ねることにしています。男性ホルモン補充療法を希望される人は、専門医にきちんと説明を受け、副作用やリスクを十分理解したうえで判断していただきたいと思います。

男性の不調に漢方薬は有効か

漢方薬は、女性の更年期障害では、副作用が少なくて自然に体のバランスを整える治療法として人気です。女性に多い冷え性などの体質改善に効果があるとされていて、実際に効果を実感している人も多いでしょう。そうした流れを受けて、男性の更年期障害に対しても漢方薬が有効ではないか、と注目されています。

しかし、私の外来の患者さんの中には、「何年も漢方薬を飲んできたが治らなかった」という人が、男女を問わず少なくありません。私は循環器内科の専門医で、心臓や血管など循環器の病気は一刻を争うケースがあるだけに、睡眠障害や強い不安感、また高血圧や心臓疾患に関わる内服薬は、即効性があり、効果が確定したものを用いています。

もちろん、漢方薬や東洋医学的な治療で症状が改善する人も多いでしょうから、否定はしません。漢方や東洋医学的な治療には、良い点もあると思われます。それは、患者さんの話に耳を傾け、生活習慣のアドバイスをも含め、ていねいな対応をする医師や治療家が多いことです。更年期障害の人にとっては、そうした診察のありようがカウンセリング効果をもたらすことがあるでしょう。

ただし、西洋医薬でも漢方薬でも、半年以上治療を続けても改善が見られない場合は、自分にその薬が適しているのかを医師に相談し、治療法を見直すようにしましょう。

第三章　定年前後のストレスケアで意識変革

中年男性を襲うストレスの原因とは?

　ここまで見てきたように、定年不調、すなわち50～60代男性の不定愁訴やうつ病、抑うつ状態の発症には、精神的ストレスが深く関わっています。しかし実際に自分の不調が、「これこれしかじかのストレスに起因している」などと、分析して状態を把握している人は少ないでしょう。漠然とした不安はいつしか増幅し、無意識のうちに体に深刻な問題を起こすことは明白ですが、「だからといって日々のストレスを解消する手立てなどない」、「年齢と状況と環境は変えることはできないのだから、あきらめるしかない」と言う患者さんは後を絶ちません。無意識に放置している場合もあるでしょう。

しかし、その思考、状況は精神医学的にも生物学的にも間違いです。

私はいくつかの企業で産業医も務めています。産業医とは、企業や団体などの事業場で働く人の健康管理について、専門的な立場から指導・助言を行う医師のことです。その治療経験と医療データと研究をふまえ、この章からは、男性更年期障害のセルフケアのために、定年不調の引き金となるストレスを自らあぶり出す方法と、そのストレスにうまく対処するための意識と行動の変革について考えていきます。

「ストレス」という言葉を聞くと、「心身に害を及ぼすもの」、「取り除かなければいけないもの」と思いがちです。しかし、実のところストレスとは、良いも悪いもありません。ヒトはストレスを感じるからこそ、自然界における生物としての生存の安全が保たれているのです。

ストレスはもともと機械工学分野の用語で、物体に力が加わったときに、その物体に生じる「ゆがみ」を意味します。たとえば、ゴムのボールを手で押しつぶすと、その圧力によってボールの表面がへこみます。この現象が「ゆがみ」、すなわちストレスです。物体をゆがませる要因を「ストレッサー」と呼びます。ボールの例でいうと、ボールをゆがませた手の力が、ストレッサーにあたります。

この概念が医学に持ち込まれて、ヒトの心身にさまざまな反応を引き起こす要因を「ストレッサー」と呼び、それによって心身にゆがみが生じることを「ストレス状態」と表現するようになりました。一般にはこれらを区別することなく、「ストレッサー」と「ストレス状態」をまとめて「ストレス」と呼んでいます。

ヒトの心身にストレス状態を引き起こすストレッサー（ストレスの源）は、4種類に大別されます。自らの混沌《こんとん》としたストレスの正体をあぶり出すためにはまず、そのことについて理解しましょう。

ストレスは「物理的・社会的・生理的・心理的」の4種類

4種類のストレッサーのうち、外的なストレッサーとして「物理的ストレッサー」と「社会的ストレッサー」があります。

物理的ストレッサーはおもに外界の自然環境がもたらす刺激で、猛暑、極寒、寒暖の変化、高湿度、乾燥、騒音、振動、過度な明るさ、不快な刺激臭などがあります。

社会的ストレッサーはおもに社会環境がもたらすもので、自分を取り巻く人間関係や、社会・経済環境の変化などが挙げられます。

次に、内的なストレッサーとして「生理的ストレッサー」と「心理的ストレッサー」があります。

生理的ストレッサーとは生理的・身体的な状況変化のことで、疲労、睡眠不足、飢餓状態、発熱、感染、体の痛みなどがあります。

心理的ストレッサーとは、緊張、不安、悩み、焦り、落胆、悲しみ、怒り、憎しみなどの個人的な心理状態を言います。

ストレス状態になると、押しつぶされたボールに元に戻ろうとする力が働くのと同じように、人体では、刺激に対抗して心身のゆがみを元に戻そうとする反応が起こります。ストレッサーの具体的な内容を見ていくと、私たちが生きている限り、外的・内的な環境の変化や刺激は避けて通ることはできず、ストレスは私たちが環境の変化に対応して生きていくうえで必要なものであることがわかります。

ストレス学説を提唱したカナダの生理学者ハンス・セリエ博士は、「ストレスは人生のスパイスである」との言葉を残しています。その言葉どおり、仕事や人間関係でも、適度なストレスがあると生活に緊張感や張り合いが生まれ、目標に向かっての行動や充実感、達成感をもたらします。反対に、あまりにもストレスがない状態、たとえば定年後の生活は社会的ストレッサーが激減するため、刺激や張り合いがなくなり、生活や精神活動が不活発になります。

問題は、強すぎるストレスや、慢性的に持続するストレスです。過労や、長引く人間関係の悩み、日常的に感じる不安や緊張、イライラ感などは、積もり積もって大きなストレスとなり、心と体を疲弊させて心身にさまざまな不調をもたらします。

定年前世代の仕事・職場のストレス

では、定年前世代である50代男性は、どのようなストレスにさらされているのでしょうか。次に、仕事や家庭、健康などのシーンごとにストレスの種類を具体的に紹介します。

これらは、当院の患者さんに自分が感じているストレスを挙げてもらうにあたって、参考にする項目です。「あるある」、「自分の場合はこのタイプだ」などと考えながら読み進めてください。自分のストレスはいったい何なのか、正体を明確にする目的があります。まず、「仕事と職場のストレス」から順に整理しましょう。

①中間管理職プレッシャー

40～50代というと、ビジネスパーソンの多くは職場では中間管理職の立場にいます。中間管理職の仕事には、現場からの不平不満の矢面に立たされる、上司からはノルマや売上のプレッシャーをかけられ、成果が上がらなければ指導力不足を責められるなど、自分の努力や頑張りだけではどうにもならないことも多々あります。板ばさみのストレスと過重労働で、いつのまにか心身ともに疲弊します。

②仕事のパフォーマンス低下に対する焦り

50代になると気力や体力の衰えを自覚し、以前に比べて仕事のパフォーマンスが落ちたと感じます。「ピークは過ぎた。どうすればいいんだろう」という複雑な気持ちや空虚感、

「もう一線で勝負できないのか」などの焦りが生じ、自分を追い込むことがあります。

③IT化・グローバル化についていけない

「パソコンなどデジタル機器を使いこなせない」ことを理由に左遷されたなどで、抑うつ状態になる人は多くいます。心療内科、精神科ではよく知られる症状で、「適応障害」と診断される場合もあります。

日本企業の労働環境は、年功序列から成果主義への移行、裁量労働制の導入や残業規制、業務のIT化やグローバル化などで激変しています。こうした変化に技術的にも思考的にも対応できず、職場では自分だけが取り残されているような不安と焦りが募ります。

④通信手段が変わってオフの時間も仕事から離れられない

通信手段がデジタルになってからは、携帯電話やメール、SNSなどで、上司や取引先からいつでも連絡が入るため、オンとオフの切り替えがあいまいになりがちです。まじめに対応することで帰宅後や休日も仕事から逃れられず、ストレスが続きます。

⑤職場の人間関係の悩み

近年、職場におけるさまざまな「ハラスメント（嫌がらせ、迷惑行為）」が社会問題化しています。自分が職場でハラスメントの被害を受けている場合は、もちろん重大なストレスとなりますが、年齢や立場的に自分がいつ加害者になるかわからない不安も切実で、常にコミュニケーションに緊張を強いられます。

⑥役職定年や出向のショック

役職定年は「管理職定年制度」とも呼ばれ、役職者が一定年齢に達すると自動的に管理職ポストから外されて、専門職などに異動する人事制度です。大企業の約5割で導入され、一般には55歳前後で課長職や部長職を降りて、その後は一社員として定年まで働くことになります。年収はおおむね2、3割はダウンします。

役職定年を導入していない企業でも50代半ばになると、役員以外は関連会社や子会社へ出向・転籍となり、希望のセクションに就けずに以前よりも格下の業務を与えられるといったケースが多く見られます。

定年を前にして会社から「もう終わった人」と宣告されたと、ネガティブな感情を抱え、収入の大幅ダウンともあいまって、仕事でも生活でもモチベーションが急降下します。

⑦定年前プレッシャー

最近は多くの企業で50歳前後の社員を対象に「セカンドキャリア研修」や「ライフプラン研修」を実施しています。自社の再雇用制度や早期退職優遇制度、転職・独立支援制度などについて説明があり、築き上げてきた知識や技能などのキャリアを見直して、50代から定年後にかけてのキャリアプランと今後の人生設計について考えさせられます。

できるだけ早いうちから「定年後」について考えておくことは、本書で述べるとおり、非常に重要です。ただし、いまの仕事を生きがいとする人、また出世を目標としてきた人にとっては、職場での研修という場で強制的に定年と向き合わされることは、屈辱感や苦痛を覚える原因になります。

また、テレビや雑誌などで公的年金や医療保険など社会保障制度の将来への不安、高齢者の孤独、認知症や介護の問題、相続問題などのニュースを目にするたびに暗澹《あんたん》たる気持ちになり、何から手をつければ良いかわからず、思考停止状態に陥ります。

こうした定年前プレッシャーや老後の健康と生活に対する不安感、それらを解決できそうにない自分の無力さこそが、中高年男性の多くに共通する最大のストレスとなります。

定年前後の家庭のストレス

次に、妻やパートナーとの関係性を軸とした家庭のストレスについて具体的に考えます。

①パートナーとの不和

定年前後はとくに、コミュニケーションの欠如や不協和音が顕在化します。家庭での居場所を見失い、定年後もパートナーとの生活を続けていけるのかという不安が大きなストレスとなってのしかかってきます。

②子どもの問題

子どもの不登校、引きこもり、家庭内暴力、抑うつ状態などに頭を悩ませている人もいます。当院でも、仕事や妻との関係にとくに問題がないようでも、話を聞くにつれ、「実は子どもが不登校で……」などと患者さんから打ち明けられることがあります。そのことがストレスとなってうつ病や抑うつ状態になるケースは少なくありません。

③お金の不安

50代は老後に向けた「人生最後の貯《た》めどき」と言われますが、貯めるどころかお金が出ていく一方の人も多いでしょう。とくに、40歳を過ぎてから結婚した人は、住宅ローンの返済や子どもの教育費の負担が定年後も続くにもかかわらず、収入は頭打ちで家計が苦しくなることは目に見えています。また、老後に備えて投資や資産運用を続けてきたものの、失敗した経験がある人もいるでしょう。老後資金への不安は切実です。

④「ひとり老後」への不安

独身の人は、定年後の長い日々をひとりで歩んでいくことへの不安がぬぐえないでしょう。経済的に不自由はないのか、病気やけがで倒れたときはどうなるのか、孤独感に悩まされはしないか。また、生前整理や墓の用意、遺言など、自分の死後のことまで考えた「終活」も目前といった心持ちになってくるでしょう。

⑤親や義親の介護

50代になると、親や義親の介護の問題に直面し、戸惑う人も多いでしょう。離れて暮らす親を介護する場合は、精神的・体力的負担とともに、帰省にかかる経済的・時間的負担も大きく、介護離職をするべきか、自分の近くに親を呼び寄せるべきかで悩みます。家族が在宅で介護にあたる場合は、介護の疲れの蓄積で、介護を行う人が「介護うつ」になるケースや、介護が原因で家族関係が悪化するケースは非常に多くあります。介護の問題はひとりで抱え込まずに、かかりつけ医や介護の専門家に相談することが急務です。

定年前後の健康ストレス

さらに、仕事や家庭のストレスは、つまるところ自分の心身にのしかかります。

①生活習慣病の不安

中高年になると、職場の健康診断で血圧、血糖値、コレステロール値、中性脂肪値の高さ、肥満やメタボなどを指摘される人が急増します。これらは動脈硬化の進行と関連しており、高血圧、糖尿病、脂質異常症といった生活習慣病につながり、やがて、脳卒中や心臓病、ガンなど重篤な病気の発症や進行に深く関わっていきます。私は、抑うつ状態やうつ病も生活習慣病と考えてよいと思います。職場や身内にも、生活習慣病で悩む人が増えるでしょう。

生活習慣病の予防・改善のために食事の見直しや運動をしなければというしんどさも生じ、また、将来、合併症や重篤な病気に苦しむかもしれないという不安が大きなストレスになります。

②眼、耳、歯、髪、容姿の衰え

50代になると誰しも自分の顔や体の老いを実感する場面があるものです。早い人では40

歳頃から筋力、視力、聴力の低下、口臭、歯周病、白髪、薄毛などを自覚し始め、50歳を過ぎると皮膚のたるみ、シワ、シミなど外見的な老いの兆候も加速します。気力・体力の衰えとともに、こうした容姿の衰えは加齢に抗《あらが》えない現実を実感させ、将来の不安をあおって気分を落ち込ませるでしょう。

③持病や体調不良の悩み

持病を抱え、治療をしながら仕事を続けている人は、肉体的にも精神的にも大きなストレスと闘うことになります。また、中高年になると、頭痛や胃痛、便秘、肩コリ、腰痛、関節痛など慢性的な不調に悩まされる人も増えてきます。持病や体調不良の悩みは生活に直結し、不安を加速度的に増大させ、悲観的な考えに陥りがちになります。

④男性機能の低下に伴う自信喪失

男性の性機能は20代をピークに、以降は徐々に低下していきます。中高年になると性欲の衰えを自覚する人も多いでしょう。性機能低下は加齢に伴って誰にでも起こることで、それ自体は重大な問題ではありません。むしろ、性機能低下に直面することで、「自分は男として終わりだ」という気持ちになり、自信を喪失することが問題になります。

いかがでしょうか。当院の患者さんへの問診で、これらを参考にストレスを具体的に挙げてもらったところ、ほとんどの人が複数のストレスを抱え込んでいました。これらすべてがあてはまると答える人もいます。自分自身の現状と照らし合わせると、思いあたる項目がいくつもあるのではないでしょうか。

いまの不調を乗り越えるために、日々の生活の中で、自分はどんな場面でストレスを感じているのか、どんなことが心の重荷となっているのか、まずはストレスの正体を突きとめることから始めましょう。正体が見えると、どうすればそのストレスを減らしていけるのか、対処を考えて実行に移す具体策がわかってきます。

何度か読み返して、自分にとってのストレスをひとつずつ紙に書き出してみてください。「紙に書き出す」という方法は、具体的なイメージをつかむための抑うつ状態やうつ病のケアのひとつでもあります。67～69ページで認知行動療法について説明しましたが、これも頭の中で考える「認知」と、紙に書くという行為の「行動」の両方を実践することができて、ひとりで実践しやすく何度もやり直しができる点や、手間や時間、費用もかからない点で取り組みやすい方法と言えるでしょう。

「認知の歪《ゆが》み」がストレスを増大させる

認知行動療法では、ストレスを感じやすい考え方のクセ、思考を「認知の歪み」と表現します。ストレスの受け止め方は、当然ながら人によって違ってきます。同じ出来事を経験しても、それをストレスだと感じない人やうまく回避できる人もいれば、ストレスを重く受け止めて、心も体も疲弊する人もいます。つまり、ストレスによる問題とは、ストレスそのものの存在にあるのではなく、「ストレスを苦しいものとして考えるクセ、思考」にあるのです。

ヒトの思考は常に客観的で合理的な判断をしているわけではなく、人それぞれものごとのとらえ方に歪みや偏りがあります。それが「認知の歪み」であり、アメリカの精神科医デビッド・D・バーンズは、ストレスの増大につながる「認知の歪み」には、次の10の思考パターンがあるとしています。

これは、認知行動療法において、自分の思考の歪みに気づくセルフモニタリングに役に立ちます。ひとつずつ確認してみてください。ただし、自分の考え方のクセである「認知の歪み」がどれに該当するかを当てはめるのではなく、無意識の考え方のクセを認識するための作業と考えてください。また、どれかに該当したからといって、悩んだり考えすぎたりしないで、本書を読み進めてください。

①全か無か思考 (all-or-nothing thinking)

「白か黒か」、「成功か失敗か」、「全か無か」、「敵か味方か」といった二者択一的な考え方のこと。「認知の歪みとは何か」という問いに、医師やカウンセラーが一番に挙げる思考の具体例でもあります。ネガティブな判断傾向で白黒をはっきりさせないと気がすまず、非効率なまでに完璧を求める、あいまいな状況を許容できずに極端な考えになります。

②過度な一般化（overgeneralization）

ひとつの出来事や経験、とくに失敗などネガティブなことを、すべてに適用して結論づける考え方のこと。少しでもうまくいかないことがあると、「自分はどの仕事もできない」、「次もまた絶対に失敗する」などと考えます。

③心のフィルター（mental filter）

サングラスをかけると目のフィルターとして光が遮断されるのと同じく、出来事に対してポジティブな側面がまったく見えなくなり、意識の何もかもがネガティブになる考え方のこと。人に長所と短所を言われたら、短所だけが頭に残って気分が暗くなります。

④マイナス化思考（disqualifying the positive）

良い出来事や何でもない出来事を、悪い出来事にすり替える考え方のこと。たとえば、優秀で仕事はうまくいっているのに「これはまぐれだ」、「本当はバカにされているはず」などと考えます。③の「心のフィルター」は長所を無視しますが、こちらは長所を短所に、ネガティブにおき換えるため、認知の歪みが深くなります。

⑤結論の飛躍（jumping to conclusions）

何の根拠もなく、悲観的な結論を出す考え方のこと。他者の発言や行動の断片から、自分は嫌われているなどと早合点する「心の読みすぎ」と、ちょっとした困難から大きな破局や不幸な結末を想像し、「この病気は絶対に治らない」などと誰にもわかるはずがない未来を決める「先読みの誤り」の2パターンがあります。②の「過度な一般化」は事実や根拠があるのに比べて、こちらはそれがないため、認知の歪みが深くなります。

⑥拡大解釈と過小評価（magnification and minimization）

自分の短所や失敗を必要以上に大きく深刻に考え、逆に長所や成功体験を過小評価する考え方のこと。たとえば、ささいなミスでも「これですべてが台無しになる」と深刻に考え、出世を「左遷前の手段だ」などととらえて悩みます。

⑦感情的決めつけ（emotional reasoning）

何の証拠もないのに、自分のネガティブな感情を根拠にものごとを決定づける考え方のこと。たとえば、商談前にプレッシャーを感じるとき、「この不安は相手のせいだ。自分のことも会社のこともバカにしている」と判断するなど、自分の感情を、あたかも真実を証明するものであるかのように考えてしまいます。

⑧べき思考（should statements）

「〜すべきだ」、「〜すべきではない」、「〜しなければならない」という価値観で行動や判断をする考え方のこと。つらいことでも頑張って続けるため、必要以上に自分にプレッシャーをかけて視野が狭まり、思考や行動の柔軟性が失われます。また、自分の基準が当然であると考えるため、他者が期待どおりに動かないと強い不満や落ち込みを感じます。

⑨レッテル貼り（labeling and mislabeling）

間違った認識に基づいて自分や他人にネガティブで柔軟性のないイメージをつくり上げ

て固定する考え方のこと。たとえば、ささいな失敗から「私はダメ人間だ」、「あの人は嫌な人間だ」などと、自分で自分に、また他者やものごとにレッテルを貼ります。過剰な偏見や先入観で、その後もレッテルをはがすことができず、肯定的な思考や行動ができなくなります。

⑩個人化（personalization）

本来は自分に関係のない出来事や事実を、自分に責任があるように判断する考え方のこと。「上司が退職したのは自分のミスのせいだ」などと、必要以上に自分に関連づけて、自分を責めます。

自分の考え方のクセに気づくことはできたでしょうか。これらに思いあたれば、「その項目」と、「自分はこういうときにこういう考え方をする」と具体的に紙に書き出してみてください。案外、自分では気がつかないこともあるので、パートナーや親しい友人に判定してもらうのも良いでしょう。その際はパートナーや親しい友人の評価のほうが正しいと考えてください。

言葉を換えるだけで前向きな思考や行動が引き出せる

認知の歪みである考え方のクセを修正することができると、自分や他者を許容し、ものごとを冷静に判断して柔軟な思考を持つようになり、ストレスは必然的に軽減します。考え方のクセはすぐに変えられるものではありませんが、自分のそれを知っておくと、クセが現れたときには、「ほかの見方や考え方があるかもしれない」、「自分の解釈がすべてとは限らないのでは」と自分に反問する機会が増えていきます。こうだと決定する前にいったん立ち止まって、思考を柔軟に巡らせることができるようになります。

私の治療では、カウンセリングを通じて、次のように認知の歪みを修正していきます。

まず、ものごとを肯定的・楽観的にとらえるには、自分の頭の中で使う言葉を換えてみることが有用になります。たとえば、問題が起きたときに、「どこがダメなんだろう」と考えるのではなく、「ダメ」という言葉を「良い」におき換えて、「どうすれば良くなるだろう」としてみます。「問題」という言葉を「課題」におき換えてみる。「頑張らなければいけない」と思うのではなく、「ベストをつくそう」と表現します。「どこがダメなんだろう」と自問すると、ものごとのダメな部分や原因の追及に考えが向き、自己否定につながりますが、「どうすれば良くなるだろう」と考えると、解決に向けたアイデアが生まれやすくなるからです。「頑張れ」という言葉は自分を追い込みますが、英語では「Good Luck」とも言います。ある程度努力したら、あとは運に任せるという意味合いでしょう。このような言葉を自分に対して言うように試してください。

さらに、自分の性格や考え方のクセを把握したうえで、行動をルール化して実行していきます。たとえば、頼まれるとノーと言えずに仕事をたくさん抱え込む傾向にある場合は、「同時に受け持つ仕事は3つまで。それ以上は断る」と決める。常に仕事のことが頭から離れないならば、就寝前2時間はパソコンやスマホ、書類を閉じて仕事のことを一切考えずにリフレッシュする時間とする、とルールを決めるのです。

これらをノートやスマホに書き出して、また、実行したかどうかも追って記録をして、セルフチェックや次の機会へのステップとして利用していきます。

こうして、認知の歪みは、別の角度からものごとをとらえ直すことによって、修正していくことが可能です。自分を追い込み、ストレスを増大させるような考え方を手放して、少しずつでも気持ちが楽になる思考を意識して取り入れていきましょう。そうすることによって、体の不調も治まってくることを体験してください。

職場のメンタルヘルス対策の一般知識

働く人たちのストレスや心の健康問題については、国も問題視してさまざまな対策を打ち出しており、多くの職場でも取り組みが行われています。そのひとつが、2015年12月からスタートした「ストレスチェック制度」です。従業員50人以上の全事業場に対して、年に1回、従業員の心理的な負担の程度を把握するための検査である「ストレスチェック」の実施と、チェックの結果、ストレスの程度が高いと認められた従業員には、本人が希望する場合は面接指導を行うことなどが義務づけられています。

私も産業医として企業でのストレスチェックに関わっていますが、この制度が実効的に運用されるには、課題は山積みだと感じています。というのも、従業員1000人がストレスチェックを受けると、ほぼ1割にあたる100人くらいが、医師による面接指導が必要な「高ストレス状態」と判定されますが、実際に面接指導を受ける人はその5％程度しかいないのです。「医師の面接指導を受けたことが会社にわかると、自分の評価に影響が出るかもしれない」といった不安から、面接指導を受けることを躊躇する人が多いのです。

しかし、そうした心配は無用です。というのも、ストレスチェック制度では、個人情報を保護し、ストレスチェックの結果によって、労働者が解雇や雇い止め、退職勧奨、不当な動機・目的による配置転換や職位の変更などの不利益な取り扱いを受けることがないよう、法律で事業者に厳しい義務が課せられているからです。

ストレスチェックで「高ストレス状態」と判定された人には、医師の面接指導を受けるよう、実施者や実施事務従事者から勧奨されますが、本人からの申し出がない限り、実施されません。

面接指導では、医師は高ストレス者と1対1でじっくり対話しながら、ストレスの状況や原因を確認し、医療的なアドバイスを行い、必要であれば医療機関への受診を促します。この面接終了後に、会社側は医師の意見を聴取し、必要に応じて就業上の措置を検討します。就業上の措置とは、業務量の一時的な削減、業務環境の見直し、残業や休日出勤の制限など労働時間の短縮、深夜業務や出張など肉体的負担の大きい業務の削減などです。

高ストレス状態やメンタル不調を改善するには、職場環境の改善が不可欠なケースも少なくありません。産業医は、高ストレス状態やメンタル不調に陥っている人の勤務状況などを確認し、人事・労務担当者に職場改善の勧告を行う権限もあります。前述のとおり、労働者の権利と個人情報は守られているので、ストレスチェックで高ストレス状態と判定された人は、ぜひ勇気を出して医師の面接指導を受けてみてください。

なお、現在の労働安全衛生法では、従業員が49人以下の事業場に対しては、ストレスチェックの実施は努力義務となっています。職場でストレスチェックが実施されていない人、あるいは自分で確認したい人は、厚生労働省のメンタルヘルス・ポータルサイト「こころの耳」にある「5分でできる職場のストレスセルフチェック」(http://kokoro.mhlw.go.jp/check/)を活用してください。「職業性ストレス簡易調査票」という、国が推奨する57項目からなる質問票に基づいたストレスチェックができます。

分析結果は「ストレスの原因因子」、「ストレスによる心身反応」、「ストレス反応への影響因子」の3つのカテゴリー別にストレス状態がレーダーチャートで表示され、活気・イライラ感・疲労感・不安感・抑うつ感・身体愁訴といった「あなたの現在のストレス反応」、仕事の量的負担・質的負担・対人関係上のストレス・仕事のコントロール度などの「ストレスの原因となりうる因子」についての分析と、総合的なストレス判定結果についてのコメントとアドバイスが表示されます。

「こころの耳」には、疲れやストレスと前向きにつきあうコツや、ストレスを軽減するノウハウに関する情報、ストレスや悩みを相談できる窓口も紹介されています。参考になることもあるでしょう。

遅くとも57歳から意識変革と行動を開始する

ここまで、定年不調を改善するための方法として、自分が現在直面しているストレスの正体を見極め、うまくストレスに対処するためのコツを伝えました。

次に、定年に備えた自己変革の第一歩として実行していただきたいのが、「50代半ばを過ぎたら、いまの仕事はほどほどにセーブして、定年後の準備を始めること」です。

仕事をセーブして余裕ができた時間を利用し、自分は定年後どんな人生を歩みたいのか、仕事や働き方、余暇の過ごし方、パートナーや家族、友人知人とのつきあい方なども含めてじっくりと考え、定年後の「第二の人生」を自分にとって理想的なかたちで送れるよう、遅くとも定年3年前の57歳から具体的に行動を開始しましょう。

57歳という年齢に医学的な根拠はとくにありませんが、現在の一般的な定年60歳の3年前からが、次の人生を考え、具体的に行動するのに必要な時間と考えてください。生き方の転換に関わる問題ですから、自分の考えを定め、方向性を決めて情報を収集し、実際に体験しながら自分に合ったものを選んでいくという第二の人生の準備を進めるには、年単位での時間が必要だと考えています。そこで私は、男性更年期障害について医学会で発表する際や患者さんとのカウンセリング、また定年後の生き方についての講演会などで話すときには、「60歳の定年に向けて、遅くとも57歳から行動を開始しましょう」と常々、提言しています。

会社員に限らず、定年のない自由業や自営業の人も、50代後半からは気力、体力に応じて仕事をペースダウンしながら、可能な限り長く仕事を続けられるようにすることがベストです。というのも、仕事は生きがいを支える重要な柱であり、仕事を通じて社会とのつながりを持てることや規則的な生活ができることは、心身の健康を保つうえで大いに役立つからです。

ただし、くり返しますが、仕事に対する考え方や姿勢は、50代までとは変えていく必要があります。競争に勝つことや高収入を得ることを仕事の目的にすると、望むような仕事はなかなか見つからないばかりか、健康を損なうことになりかねません。待遇にはこだわらず、趣味の活動やボランティアなども含めて、自分の好きなことや情熱を注げること、自分の特技や現役時代に培った技能が生かせることなど、何かしら自分なりの楽しみを見いだせるような仕事を無理せずマイペースで続けることが、自分と家族、身近な人の健全な生活を支え、幸福につながると考えています。

近頃、定年後の新しい働き方として、得意技やスキルを生かしてフリーランスで活動する人たちや、シニア世代のプチ起業、ビジネスの手法で地域社会の課題を解決する社会貢献型のコミュニティビジネスなども生まれています。

終業後の自由時間や休日を利用して定年退職をした先輩に話を聞くなどして、自分に合う仕事や働き方のヒントとなる情報を収集するのも良いでしょう。就きたい仕事に関連した資格の取得やスキル習得のために自由時間を活用し、副業が認められている職場であれば、実際にアルバイトを始めてみることを勧めます。

もし定年後は別の土地で生活したいというビジョンがあるならば、50代の現役のときから休暇を利用して短期間のプチ移住を体験し、移住後の生活をシミュレーションしておく方法があります。パートナーの意向も尊重しながら、考えてみてください。

こうして定年後に向けて行動を始めることは、定年前プレッシャーを払拭する意味でも役に立ちます。認知行動療法を自ら実践することになるからです。頭に浮かぶ不安や考え方のクセを修正しながら、実際に行動を始めると課題がひとつずつクリアになり、定年不調を乗り越える道筋も見えてくるでしょう。

「人生75年」と考えると希望が持てる

いつ死ぬかを選ぶことはできませんが、私は「定年後は『おまけの人生』と考えて、75歳くらいで死ぬのがちょうどいい」と思っています。

「人生75年」というと、現在では短いと感じる読者もいるでしょう。しかし、日本人の寿命が急激に延びたのは戦後のことで、戦前の日本人の平均寿命は50歳に満たなかったのです。女性の平均寿命が初めて70歳を超えたのは１９６０年、男性は１９７１年ですから、50年ほど前までは「人生70年時代」でした。

現在の日本人の平均寿命は、女性が87・26歳、男性が81・09歳です（厚生労働省「平成29年簡易生命表」）。この年齢だけを見ると、80歳まで生きるのが当然のように思えますが、「健康寿命」は、女性が74・79歳、男性が72・14歳です。健康寿命とは、食事や用便など自分の身の回りのことが自分でできて自立した生活を送れる期間のことで、この年齢を過ぎると、多くの人は生活上で何らかの手助けが必要となります。健康寿命をまっとうしたいと考えると、やはり75歳くらいで死ぬのがちょうどいい、ということになります。

介護が必要な期間を短くし、健康寿命を延ばすために生活指導などの取り組みが行われていますが、臨床医として、健康寿命を何年も延ばすことはすぐにはかなり難しいだろうと考えます。

「人生１００年」と思うと、健康寿命を遠く過ぎて思いどおりに体が動かない日々ばかりを想像して気が重くなることがありますが、「人生75年」と考えると、定年から10～15年、年金の満額受給が始まる65歳からは10年しかありません。定年後15年の間に人生でやりたかったことをそれなりに楽しんで、悔いなく生き切ろうと思うと、一気に短く感じられ、希望が出てくるのではないでしょうか。

やみくもに長寿を目指すのではなく、自分らしく充実した「幸福寿命」をまっとうするために、定年後の生き方を考えていただきたいと、医師として私はそう思っています。

第四章　妻の「夫源病」を理解できるか

妻の「夫源病」を理解する

これまで述べてきたとおり、私の男性更年期障害の外来では、既婚者の場合は原則としてパートナー同伴での受診をお願いしています。そして、患者さんである男性の病状を妻にヒアリングしているうちに私は、妻も夫と同じように体調不良や抑うつ状態に苦しんでいるケースが非常に多いことに気づきました。

そこで妻自身の話も聞くと、その症状は頭痛、めまい、耳鳴り、動悸、胃痛、不眠、気分の落ち込みなど、患者さん本人と同様に多種多様です。中には「実は私も更年期障害と診断されて、治療中なんです」と告白する人もいます。夫より4、5年早く症状が現れて、不調の原因がわからないまま複数の病院や診療科を渡り歩く人もいました。

治療には夫婦お互いの支えが不可欠なので、私は夫たちと並行して、妻たちにも治療を開始しました。そして妻たちを診察すると、「夫との関係が引き起こすストレス性の症状」であると診断できたのです。そのため、まずは夫婦間のコミュニケーション不足を改善するよう、2人ともにカウンセリングを行いました。

すると、それまでおよそ5年治療しても改善がみられなかったという妻の心身の諸症状が、早い人では1カ月もたたないうちに、時間がかかっても2、3カ月の短い期間で軽快するケースが続出したのです。

これまで、定年不調の始まりは抑うつ状態であり、その治療には認知行動療法をはじめとするカウンセリング、中でも「傾聴」が有用であると述べてきました。妻の側の治療でとくに効果が見られたのは、妻にひとりで受診してもらい、私が聞き役になり、夫に対する思いやストレスを率直に話してもらうカウンセリングでした。具体的に、夫のどのような言動にストレスを感じているのか、どのような不満があるのかを、可能な限り話してもらったのです。

多くの場合、夫に対するストレスは積年のものであることを涙ながらに話されますが、こうした傾聴のカウンセリングを2、3回行うだけで、「症状の軽快を自覚した」と言われることが少なくありません。

この変化を数多く診てきた結果、私はひとつの仮説を立てました。すなわち、「頭痛、めまい、耳鳴り、動悸、胃痛、不眠、気分の落ち込みなど、更年期障害とされている中年女性の不定愁訴の原因は、実は夫やパートナーによるストレスにあるのではないか」ということです。「生活をともにする夫の普段の行動、また夫の存在そのものが妻にとってストレスとなり、不調を誘発し、悪化させているのではないか」と考えました。

「はじめに」で紹介しましたが、私はこれを「夫源病」と命名し、2011年に拙著で発表しました(『夫源病――こんなアタシに誰がした』大阪大学出版会)。夫源病は正式な医学的病名ではありませんが、「妻たちの病気の原因＝源は夫である」という提唱です。その後、テレビ番組や女性誌などで夫源病が紹介されるたびに、団塊の世代から育児中の若い人まで幅広い年齢層の女性たちから「私も夫源病です」という声が多数寄せられるようになり、多くの妻たちにとって夫の存在は大きなストレス源であることを、改めて痛感しました。

一方、世の男性たちからは大いに顰蹙《ひんしゅく》を買い、私はすっかり「男の敵」になりました。

しかし、私の真意は当然ながら、男性たちを攻撃することではありません。夫源病という現象を通して、男性たちに、家庭での自分の言動が妻を傷つけていることを知ってもらい、双方にできるだけ負担が少なく長続きする関係を築いていけるよう、夫婦関係のあり方を見直していただきたい、それが男性更年期障害に代表される定年不調の改善にも直結すると考えているのです。

また、独身男性にとっても、夫源病について知ることは、恋人や友人知人、親ら身近な人たちとつきあううえで大いに役に立ちます。そこで本章では、夫の側は「夫源病」をどう考えて、どう向き合っていけばいいのかについて取り上げたいと思います。

自営業者の妻の「夫源病」の例

ここで、夫源病を理解してもらうために、まず妻の視点による代表的なケースを紹介しましょう。

結婚25年目のD子さん（50歳）は、夫（58歳）が先に来院されたのち、私のリクエストで夫の2度目の受診時に付き添ってこられました。そこでD子さんのカウンセリングを行ったところ、D子さんも体調不良を訴えられ、私は夫源病だと直感しました。

夫は自営で建築関係の仕事をしていました。ところが数年前に主要な取引先が倒産して受注が激減。週に2、3日は仕事が入らず、自宅で終日待機するようになったと言います。

やがて、仕事のない日の夫は、D子さんの行動を常にチェックして、チクチクと嫌味を言うようになりました。D子さんが外出する際には、「どこかへお出かけですか。主婦は気楽でいいね」、「昼飯くらいは用意して行ってくれよ」と必ず何らかのひとことを言います。物をテーブルの上に出していると、「1日中家にいるのに、どうして片づいていないのか」などと、家事にクレームをつけます。夫は仕事の心配やストレスのためか、眠れない日々が続くようで、睡眠不足でいつもイライラし、D子さんにやつあたりをすることも増えました。

そんな日々が続くうちに、D子さんの体調に異変が現れました。突然、体に激痛が走る、また動悸やめまいが頻繁に起こるようになったのです。病院で検査を受けても原因がわからず、「おそらく更年期障害でしょう」と診断されてホルモン製剤や漢方薬を処方されたものの、症状は悪化する一方でした。やがて連日のように症状が出るようになり、とくに夫が家にいる日に、朝から胃がキリキリと痛んだり、夫の小言を聞くと動悸や胸痛が激しくなったりと、体調も気分も悪くなったと言います。

仕事がなく終日家にいる夫の言動がD子さんの心の重荷となり、そのストレスが体の不調となって現れているのではないか。私はそう考えました。そこで、抑うつ状態にあった夫の治療と並行してD子さんのカウンセリングや治療も始めたところ、案の定、体の痛みや動悸、めまいは軽減していったのです。

夫源病は、D子さんのような更年期の人だけに起こるものではありません。20〜30代の若い世代や、60代以上の高齢の人にも見られます。つまり、パートナーのいる女性は誰しも、夫源病にかかる可能性があるのです。

夫源病の一種の「主人在宅ストレス症候群」

当院のデータでは、中でも夫源病を発症しやすい要注意の時期が、夫の定年後です。夫が現役の頃は、仕事優先で家庭を顧みない夫に不満を感じていたとしても、夫婦が家で顔を合わせる時間は、せいぜい平日の夜と休日だけでしょう。新婚当初は帰りが遅い夫を待っていた妻も、いつしか「亭主元気で留守がいい」と思うようになり、自分なりの生活ペースを築いていきます。

ところが夫の定年後は、そうした夫不在であるがゆえに成り立っていたマイペースの生活が崩壊します。「定年後はゴルフを楽しみたい」などとセカンドライフに夢を描いていた夫も、現実に定年退職を迎えると、そう毎日、外に出かける用事や会う人が見つかるものではありません。必然的に、家でブラブラしていることが増えます。

夫が家にいることで生じるストレスで、妻が精神状態や体に不調をきたすことは「主人在宅ストレス症候群」と呼ぶ疾病概念のひとつです。心療内科専門医の黒川順夫氏が１９９０年代初めに命名、発表されたことで知られています。主人在宅ストレス症候群は、夫の足音を聞いただけで動悸が激しくなる、夫に外出の予定がない日は朝から頭痛や吐き気がするといった具合に、夫の言動によって症状が重くなるのが特徴です。反対に、出張などで夫が不在のときは症状が出ない、あるいは軽減します。夫源病の一種と言えるでしょう。

典型的な症状としては、精神面では夫の在宅時や帰宅してくることを考えるとイライラしたり、強い不安感や憂うつ感を抱いたりします。身体面では、頭痛や動悸、胃痛、吐き気、耳鳴り、異常な発汗、食欲不振、不眠など、さまざまな症状があります。ひどくなると、うつ病や不安障害、自律神経失調症といった病気に発展し、高血圧や胃潰瘍、ぜんそくなどの持病が急に悪化することもあります。

「毎日が日曜日」という状態で、終日家にいても家事をしようともしないことはありませんか。朝食を終えると、「コーヒーをいれて」、「新聞を持って来て」などと妻を呼びつけ、昼前になると「今日の昼飯のメニューは何?」と聞くばかりで、いそいそと食卓で待っているだけということはありませんか。このタイプの夫の場合、妻は近所への外出もままなりません。

ようやく夫に昼食を食べさせた妻が外出しようとすると、「どこに行くんだ?」、「何時に帰ってくる?」などと責めるように聞くことはありませんか。「オレも一緒に行く」と言って買い物に出ても、すぐに「疲れた」、「もう帰ろう」などと言い出して妻の買い物を急《せ》かす、あるいは中断させることはありませんか。妻が自分の時間を持つことが気にくわず、妻の実家や友人知人にケチをつけたり、行動を干渉したりすることはありませんか。

逆の立場であれば、どう感じるでしょうか。職場で、威圧的で監視だけは怠らない上司に振り回された経験がある人なら、妻の心情に察しはつくでしょう。定年後の夫がいる家庭では、妻は始終、そのストレスにさらされているのです。

夫がいる女性の死亡リスクは、いない人に比べて2倍

「女性が老後に夫と暮らすと死亡リスクは2倍になる」ということを耳にしたことはありませんか。愛媛県総合保健協会の藤本弘一郎氏らが60～84歳の男女約3１００人を約5年間追跡調査したところ、「夫がいる女性は夫がいない場合に比べて死亡リスクが２・０２倍も高い」という結果が出ています。この報告は２００７年１月に報道され、それ以来、よく知られる情報として一般の人の話題にのぼるようになりました。これは、高血圧や糖尿病よりも恐ろしいリスクファクターと言えます。

一方、男性の場合、「妻がいる人は、いない人に比べて死亡リスクは０・４６倍に低下」

していました。

この調査を行った藤本氏は「夫が日常生活の多くを妻に依存している高齢者が多く、肉体的にも精神的にも妻には夫の存在が負担になっている」、「夫の依存が妻に負担をかけている一方で、妻に先立たれると夫は身の回りのことを助けてくれる存在を失い、逆に死ぬ危険性が高まる」と指摘しています（『朝日新聞』２００７年1月29日朝刊）。つまり、「妻にとって夫の存在は、寿命を左右しかねないほど大きなストレス源である」と言えることを知っておきたいものです。夫の定年不調・更年期障害、妻の夫源病を乗り越えるには、まずこの点を理解してください。

夫源病の症状に顕著な「昼食うつ」

主人在宅ストレス症候群の中でも多くの女性が訴えるのが、「昼食うつ」です。昼食うつとは医療用語ではなく、病態を示す言葉です。定年後、１日中家にいる夫のために昼食をつくらなければいけないことに妻が精神的、物理的な負担を感じ、そのストレスが原因で抑うつ状態やうつ病になるという意味です。

夫にしてみれば、「その程度のことでうつ病になるのか？」、「定年前も妻は家で昼食をつくって食べていたのだから、1人前も2人前も手間は同じだろう」と思うかもしれません。しかし、実際には昼食を毎日つくって食べている妻は、意外と少ないのです。当院の複数の患者さんへの聞き取り調査では、家族が家にいないとき、妻が自分のために昼食をつくる頻度は週1、2回で、夫が不在時の昼食は、冷蔵庫の残り物やパンをつまんでいるということでした。

ここで、妻の視点に立って想像を働かせてみましょう。自分ひとりであれば、臨機応変にそういうことができますが、夫が家にいるとそうはいきません。夫は現役時代からの習慣で「12時になったら昼食をとるのが当然」と思い込んでいて、冷蔵庫に残っているおかずでは「昨日の夕飯と同じか。残り物か」と文句が出ます。朝と夜に加え、昼食も献立から考えて素材を用意し、お昼の時間に間に合うように調理しなければなりません。「朝はパンだったから昼は麺類がいい」、「今日のお昼は何？」といった夫のひとことも、妻にとってはストレスやプレッシャーになるわけですが、最大の問題は、妻のこういったストレスに夫が考えを及ぼさないということにあります。

妻の抑うつ状態やうつ病の初期症状のひとつに、「思考能力が低下して考えがまとまらなくなり、夕食の献立が考えられなくなる」ことがあります。食事をつくってみればわかりますが、1回の夕食の準備、調理、後片づけには一定の時間と大変な労力がかかります。夫の定年後、妻は毎日、昼食まで用意しなければならず、そのために自分の時間や労力、精神力はごそっと奪われることになります。当然ストレスが生じ、やがてイライラが募ったり、抑うつ状態に陥ったりします。夫の定年後、こんな生活が毎日、夫が死ぬまで続くのか、しかも文句を言われながら……と思うと妻の心に影が差し、ときには夫に対する殺意に近い感情が芽生えるようになったとしても異常なことではないでしょう。むしろ自然な感情だととらえるべきです。

妻を夫源病に追い込む夫のタイプ

これまで私は、夫源病と思われる女性150人以上を治療してきました。その中で、妻を夫源病に追い込む夫には、いくつかのタイプ、パターンがあることがわかりました。

妻のストレス源になりやすい夫のタイプとして、第一に挙げられるのが、いわゆる亭主関白です。「家族を養ってきたのはオレだ」という自負が強く、妻や家族に対して「上から目線」であれこれ指示、命令する夫には、妻からは「気が休まることがない。追いつめられる。自信をなくす。将来も続くかと思うと絶望する」という証言が数多くあります。

二番目に、「外面《そとづら》だけがいいタイプ」が挙がります。家の外では愛想がよく社交的だけど、家にいるときは一転、終始理由も不明なまま不機嫌というタイプです。本人は「家族に気を遣う必要はない」、「わざわざ言葉に出さなくても夫婦はわかり合える」などと考えているふしがあるようですが、妻の立場からは、会話もなく気遣いや配慮がまるでない夫のことは、「無神経で許せない」となります。

三番目として、家事や育児に熱心に関わる、自称「良い夫」にも問題があります。日々の行動はもとより、家計のやりくりや家事の進め方など細かいことに干渉すると、妻は自分のペースで生活が送れず、「強いストレスを感じる」のです。

話をよく聞くと、「家事を手伝っている」と自慢、あるいは自称する夫の場合、実は「本人が思うほど、妻からすると戦力になっていない」といったケースばかりです。自分が暇なときや気が向いたときのみ家事をして、料理をしても後片づけはしないといった具合に「気まぐれに手を出すため、かえって私の仕事が増えるだけ。周囲には家事をしているとアピールするので、ますますイライラが募る」と述べる妻の例は後を絶ちません。

さらに、「仕事一筋で生きてきて、仕事以外の交友関係や趣味が少ない」タイプの夫についても、夫源病の大きな原因となるようです。

このタイプは定年退職を迎えて暇をもてあますと、常に妻と一緒に行動したがるようになり、妻の外出についてくる、また自分の外出に妻を連れて行こうとします。定年までは夫が多忙ゆえに自分の時間があった妻にとっては、定年後に急につきまとわれて困惑し、「手のひらを返したように常に家にいるようになり、束縛され、物理的にも精神的にもストレスが募る一方」という現実があります。

そして、どのタイプにも共通していて、妻が同じように証言するのが、妻に対する「ありがとう」や「ごめんなさい」の言葉がけが一切ないことです。「夫に何をしても感謝やねぎらいの一言が返ってこず、文句まで言われる」という状態では、妻にストレスが溜まるのは必然です。

夫源病になりやすい性格傾向とは

一方、妻にも、夫源病になりやすい「性格傾向」（24ページ）があります。臨床の現場でもっとも危険と感じるのが、いわゆる良妻賢母、あるいはそうでありたいタイプです。「良き妻」、「良き母親」でありたいという意識が強すぎると、「夫に従うのが妻として当たり前」、「これくらいはがまんしなければいけない」と考えがちで、夫に対する不満を自ら否定して、知らず知らずのうちに大きなストレスを溜め込みます。

夫からすると、良妻賢母タイプの妻には、「これくらいなら許してくれるだろう」と、何かにつけて甘えるようになるため、余計にストレスが増大します。このタイプの人はうつ病を発病してから発覚する傾向が強く、そのため、治療期間も長くかかります。

また、男性更年期障害になりやすいタイプとも共通していますが、がまん強くて弱音を吐かない、まじめで責任感が強く、完璧主義者で仕事や家事に手を抜けないタイプも、ひとりでストレスを抱え込みがちです。夫や子どもから強く指摘を受けて仕方なく受診され、抑うつ状態やうつ病がわかることがあります。

加えて、感情を表に出すのが不得手で、人に意見するのが苦手、理不尽なことを言われても反論できないタイプの人は、とくに注意が必要です。

夫の言動にイラッとしたとき、その場で怒りや不満をあらわにするなど、妻が自分の意見や感情をストレートに夫にぶつけることができれば、少なくともストレスをひとりで抱え込むことからは解放されます。どんな点に不満があるかが本人にも伝わるので、夫が反省して言動を改めてくれる可能性もあるでしょう。しかし、夫に対する怒りや不満を自分の中で押し殺し続けていては、事態はいっこうに改善せず、ストレスが大きくふくらんでいく一方です。良き妻、賢き母であろうと努めてきた女性は、男性が定年不調に陥る前から心身ともに疲れ果てているのかもしれません。

夫源病の改善のポイントは夫の意識変革

では、夫源病を予防・改善するには、どうすれば良いのでしょうか。私は「夫が妻を対等な個人として見ていないこと」と、「夫婦間のコミュニケーションがないこと」が、夫源病を引き起こす最大の原因だと考えています。

第一には、夫が妻の心情を少しでも理解するように、自ら意識変革をして、妻を見つめ直すことが必要です。妻を見下す、過度に依存する、責める言動を改めることです。

第二に、夫婦として日常の会話を自然体で復活させること。

この2つが夫源病の解決策であり、また予防策と言えます。それゆえに夫源病のカウンセリング治療を行う際も、お互いに本音を言い合える場を設けて夫の意識変革を促します。すると、妻から語られる不平不満に夫はギョッとして反論したり、負けじと妻への不満を言い募ったりします。当然、けんかが勃発しますが、場所が診察室だけに手が出るようなことはなく、お互いに自制はききます。私は余計な口出しはせず、ただ見守ります。

このカウンセリングを何回かくり返すうちに、家庭でも夫婦の口げんかが頻発するようになります。しかし、以前とは微妙な変化が生じ、「気兼ねなくけんかするようになった」、「イライラを引きずらなくなった」という証言が増えていきます。これが日常になれば、夫源病は軽快していきます。

口げんかは、夫婦がお互いの不満と言い分を理解し合うコミュニケーションであると同時に、夫の意識・行動変革を促す認知行動療法でもあります。これまでにも紹介しましたが、認知行動療法とは、ものごとに対する考え方、受け止め方を変えていくことでストレスや抑うつ状態を軽減する方法です。

この場合、妻がイライラする夫の言動は、夫自身は無意識に行っていることで、しかもまさかそれが妻に大きなストレスを与えているとは思っていないことがほとんどです。たとえば、「家事を手伝っているのに怒られる」という男性は少なくないはずです。問題は家事の中身です。食器の洗い方、洗濯物の畳み方や掃除の仕方が妻のやり方に沿っていないのです。妻もせっかく家事をしてくれているからと、文句も言いにくいでしょうが、結局は二度手間になってストレスが溜まることになります。

ではどうすれば良いのでしょうか。妻としてはまず夫に対して「食器を洗ってくれてありがとう」と感謝して、「でも、次回からはこのように洗ってもらえると、もっとありがたいわ」とやんわりと注意することです。

一方、夫が「家事を手伝ってやっている」という感覚では妻の満足度は上昇しません。週に一度くらいしか食器を洗っていないのに、毎日洗っているかのように周囲に吹聴すると、世間からは、妻がまるで何もしていないように見られます。するなら徹底して自分の問題として取り組み、それをことさら自慢しないことが重要なポイントになります。

また、コミュニケーションにおいては、「伝える内容」よりも、「伝え方」や「言い方」が重要視されることが往々にしてあります。同じ言葉でも、言い方によってカチンとくることは夫婦間に限らずよくあることですが、とくに夫婦やパートナーは関係性が密接であるため、生活のあらゆるシーンにおいて、言い方次第でけんかに発展することがあるでしょう。蓄積すると、致命的なもめごとに発展する場合もあります。

アメリカ・ミシガン大学の公衆衛生学部と心理学部の研究グループが192組の夫婦を17年間にわたり追跡調査したところ、「配偶者に対する怒りをがまんした人たちは、怒りをあらわにした人たちと比較して早死リスクが2倍になる」という結果が出ました。

つまり、夫婦げんかが多いほうが長生きするのです。不満を溜め込まずに「嫌なことは嫌」、「ダメなものはダメ」と互いに気軽に本音を言い合えるようになれば、家庭内に蓄積されたストレスは軽減し、心身の健康にプラスに働くということです。

夫の「妻源病」の原因は妻の「夫源病」

読者の中には「夫源病があるなら、妻に対するストレスで夫が心身を病む『妻源病』もあるはずだ」と思う人もいるでしょう。

近頃、夫を侮辱し傷つける暴言を吐き、嫌がらせをする「モラハラ妻」や、夫に突然キレたり暴力をふるったりする「DV（ドメスティック・バイオレンス）妻」などの存在がクローズアップされています。現実問題として、モラハラ妻やDV妻に対するストレスで心身ともに疲弊し、うつ状態や体調不良に陥っている男性もいます。

しかし、それが「妻源病」にあたるかというと、夫源病とは事情が違うと考えます。というのも、これまでに私が男性更年期外来で診察したケースでは、妻が突然キレたり暴力をふるい出したりする根本の原因に、夫に対する妻の積年のストレスがあるからです。つまり、夫の妻源病の原因は妻の夫源病であり、妻からの復讐《ふくしゅう》と言えるのです。

その典型的なケースを紹介しましょう。60代後半の男性が、「結婚以来ずっと従順で良妻賢母だった妻が、最近いきなり家で暴れるようになった」と来院されました。相談の途中、「失礼ですが、奥さまが包丁を持ち出すようなことはありませんか」と尋ねると、「実は包丁を持って『出て行け！』とか『殺してやる！』と怒鳴られるので、夜も熟睡できません」と、憔悴《しょうすい》しきった様子で打ち明けられます。

男性はかつて仕事熱心な典型的サラリーマンで、表面的には温厚でとくに問題はなさそうでした。しかし、話をよく聞くと、「自分は神経質で細かいことに気がつくタイプで、妻の家事や言動に、また実家や友人とのつきあいにもつい口を出している」とのことでした。また、「口げんかになっても、妻の言い分を論破している。自分の非を認めることや、謝ったことなどない」と続き、長年、「一方的な上から目線」で妻を支配してきたことがうかがえました。一方、妻は寡黙で耐えるタイプとのことです。

妻の突然の暴力や暴言は、長年こらえてきた辛抱がある日、休火山が突然噴火するように噴出した結果と言えます。これまで長年にわたっておとなしい妻、母だと思っていた家族はびっくりしますが、妻が豹変《ひょうへん》したきっかけは、夫の定年でした。夫の定年不調の陰には、「夫の定年不調が原因の妻の不調」もあるのです。

このような状況になってからでは、妻を診察に連れて来ることはかなり困難です。妻は、夫以外の人に対しては相変わらず柔和で、とりたてて問題はないとのことでした。夫は「怒りをコントロールしてほしい」と受診を促すものの、妻にしてみれば「夫が悪いのになぜ私が治療を受けなければならないのか」と、ますます怒りが増幅することになります。一度噴火した怒りは、なかなか収まりません。

私としては「事件にならなければ良いが……」と願うばかりですが、このように事態がこじれた場合、残念ですが、もはや夫が家を出て行く以外に道はないのかもしれません。

妻が夫の言動に対してとる態度は、徐々に変化していきます。最初は夫に文句を言います。この時期はまだ修復が可能ですが、夫が「うるさい」と無視し続けたり、いっこうに言動を改めなかったりすると、今度は黙り込みます。

この時点で妻は、「この人には何を言っても無駄。言うだけ疲れる」と考えます。夫を見限っているのです。その妻を見て「やれやれ、やっと静かになったか」と安心したら危険です。この状況こそが、別居や離婚への「無言の最後通告」です。

そして、妻が妙に柔和になり、笑顔が見られるようになったら、妻が着々と進めてきた離婚や別居の計画も最終段階にあるでしょう。この時期に夫が相談に来ても「時すでに遅し」で、妻が受診する理由はもはやありません。現実に、私が妻に受診意思を確認したところ、「実は数年前までいろいろな症状で悩んでいましたが、離婚を決意してからは治りました。診療の必要はありません」と断られたことがあります。

こうしてある日突然、妻から笑顔で離婚を切り出されるケースもあれば、前述のように暴力をふるう妻に豹変するケースもあります。「わが家は円満だから夫源病とは無縁」と思う男性は、妻ががまんしているだけではないかをいま一度、仕事ではものごとを俯瞰《ふかん》して冷静に判断してきたように、よく見つめてください。1日も早く関係の改善を試みましょう。

「ごめんなさい」の実践はかなり有効

127ページで、「夫が妻の気持ちを理解し、自ら意識変革をすることで、妻を見下し、妻に過度に依存するような言動を改めること」と、「夫婦の日常の会話を復活させること」などが夫源病の解決策であり、予防策だと述べました。具体的にどうすれば良いのか、ここで詳しく見ていきましょう。

妻の気持ちを理解するためには、私が夫源病のカウンセリングで行っているように、少なくとも一度は、これまでに妻が溜め込んできた不平不満を可能な限り、打ち明けてもらう機会を持つ必要があります。おそらく長丁場になり、はるか昔の話が出てきて驚いたり、話がくどくて辟易《へきえき》したりすることもあるでしょう。しかしそれは、妻にストレスが蓄積している証《あかし》です。

「話を聞く」コツは、「傾聴」を実践することです。「傾聴」についてもう一度述べますが、相手の思いに寄り添い、相手が話したいこと、伝えたいことを受容的・寛容的な態度で聞くコミュニケーション・スキルです。絶対に反論はしないと決意しましょう。自分に悪意がなかったとしても、そうせざるを得なかった事情があったとしても、妻の気持ちが傷ついたことは事実であり、変えられないものだからです。

同時に、心から「ごめんなさい」と、その場で口に出してください。そのうえで、「お互いに本音を言い合える関係をつくっていきたい」と提案するのです。実際に、この「ごめんなさい」の実践はかなり有効であり、これで夫婦間のわだかまりが消滅して仲が改善したケースは多数あります。面子やプライドが邪魔をして、妻に頭を下げることに抵抗感を覚える人もいるかもしれません。しかし、仕事では、まず相手の言い分に耳を傾け、自分から謝ることこそが相手の心を開き、関係性の修復につながったでしょう。それを家庭で実践するのです。

一方、夫婦の会話を復活させる糸口として有効なのが、「ありがとう」の言葉です。言わずもがな、「ありがとう」は、あらゆる人間関係を円滑にする魔法の言葉で、ビジネスシーンや友人知人との間ではもっとも頻繁に使う言葉のひとつでしょう。

生活をともにし、いつも家事や身の回りの世話をしてもらっている妻にこそ、最多で最大の「ありがとう」の言葉が必要です。

夫婦仲が冷え込んでいて会話がない場合でも、「ありがとう」を言うチャンスは生活においていくらでもあるはずです。それを日常的に自然に言える自分、またその感謝の呼応を続ける関係性を、夫が率先してつくるべきであり、それが夫の意識変革になるのです。

会話における男女の意識のギャップ

ここで、妻との会話で誤解や衝突を防ぐために念頭においておきたいのが、会話における男性と女性の意識のギャップです。多くの妻が訴える不満は、「夫が私の話を聞こうともしない」というものです。これに対して夫は「いや、ちゃんと聞いているじゃないか」と反論します。こうした認識のずれが生じる原因は、会話の目的や会話に求めるものが男女で違うためと考えられています。

男性の会話パターンは、解決志向的、闘争的で、自分の知識や情報を披露する、事実を確認する、論理的に戦略を立てるための会話を好みがちです。一方、女性の会話パターンは、協調的、共感的で、意見を戦わせるよりも、自分の気持ちを伝え、共感し合い、相手と良好な関係であることを確認する傾向があります。会話は感情の交流を深める手段であり、会話やその時間そのものが娯楽やストレス改善法になります。

そのため、男女間で会話の目的や方向性が違うことを理解しないままに長い時間だけを共有した場合、コミュニケーションがとれなくなることは必然です。妻がしばしば夫に

「話を聞かない」と怒るのは、自分の話に興味や関心を示そうとしない、気持ちに共感しないことへの抗議です。

男性は、傾聴が苦手な傾向にあります。心理学的に男性は女性に比べて感情表現が乏しく、言葉や声のトーン、表情などで相手に自分の感情を伝えることも得意ではありません。男性が会話で使いがちな「ああ」、「そう」、「へえ」、「ふーん」、「それで?」といった言葉は、ときとして女性の耳には冷淡で自分の話に興味がないように聞こえていることを知ってください。会話においては相手の感情に注目し、返答を通じて、話だけでなく相手の気持ちを受け止めたことをアピールすることがコミュニケーションの始まりとなります。

受容と共感のスキル「オウム返し」を実践する

では、どうすれば会話の中で相手への共感を示すことができるのか、具体的なテクニックを紹介しましょう。

カウンセリングの場でもよく使われるスキルのひとつに「オウム返し（バックトラック）」があります。仕事の営業や社内外の人とのコミュニケーションを円滑に運ぶためのスキルのひとつとして知っている人も多いでしょう。これは、相手の発言のキーワードや言葉じりを、そのままくり返して言うことによって、受容と共感を示すテクニックです。

たとえば、相手が「最近うまくいかないことが多くて……」と話し出したら、「うまくいかないことって？」と答えると、相手の話に関心があることを示すと同時に、話の続きを促す効果があります。「ものごとがうまくいかないときってあるよね」と答えれば、相手の言いたいことに同意し、共感を示す効果があります。

男性は「気にしないほうがいいよ」、「そのうち運が向いてくるよ」などと答えがちですが、こんな返答をされると、女性は拒絶された気分になり、「私の話を聞く気がない」と受け取ります。

相手に共感を示すコツは、相手が自分の気持ちを話し始めたら、それを肯定して、同じ感情を込めて返答することです。たとえば、相手が「大変だったの」と言えば、「大変だったんだね」と返し、「その気持ちわかるよ」、「そういうことってあるよね」、「確かにそれはひどいよね」といった言葉で同意を示すのです。自分の意見やアドバイスを伝えたいときも、このように、まず相手の話や気持ちをそのまま受け止めて、いったん肯定したうえで話します。すると相手は耳を傾けるようになり、また心を開くきっかけとなります。

相手を尊重しながら主張するスキル「アサーション」

もうひとつ、知っておきたいのが「アサーション（assertion）」です。これは1950年代にアメリカで行動療法として開発された対人コミュニケーション・スキルのひとつで、相手の立場や思いを尊重しながら自分も適切に自己主張する、公平で中立的な会話・自己表現法です。

アサーションのポイントは、次の3つです。

①現在の状況を客観的に説明する
②「私」を主語にして自分の気持ちを率直に相手に伝える
③そのうえで相手に配慮した代替案や譲歩案を提案して相談する

具体的な会話例で説明しましょう。たとえば、妻から「結婚記念日はレストランでお祝いディナーをしたい」と言われたとします。しかし、その日は平日で仕事の予定が見えず、あまり気乗りしなかったら、どう返答するのが良いのでしょうか。「平日だから無理に決まっているじゃないか」と自分の意見を一方的に押し付けると相手が傷つきます。また、自分の意見を押し殺して「わかった」と答えると、自分の意識にイライラが残り、約束を守れずに問題がこじれることになりかねません。

そこで、「いい提案だね。でも、その日は仕事の状況次第で、行けなくなるかもしれない（①）。仕事を引きずっていると僕も十分に楽しめない（②）。代わりに次の休日に、ゆっくりと出かけるのはどうだろう（③）」と答えます。すると相手の意見を尊重しながら自分の意思を主張し、お互いに納得する着地点が見いだしやすくなります。

女性の間で「あの人と話をしていると楽しい」、「話がわかる」と人気のある男性は、たいてい傾聴ができていて、会話の中で相手に対する受容と共感を示しています。仕事では、接客や商談の場面で無意識に実践していることもあるでしょう。それはそのまま家庭で、また定年後の人間関係においても、きわめて重要なコミュニケーション法となります。

世間話や雑談は、そのための有力な手段です。夫婦の日常の会話を復活させることは、定年後の人間関係を豊かにする雑談力を磨くこと、また、高齢期では認知能力の維持にもつながる可能性があります。すぐにでも実践してください。

持続可能な夫婦関係のコツは「距離感」

私は治療の経験上、定年後も平和な夫婦関係を長続きさせる最大の秘訣《ひけつ》は、「仲良し夫婦を夢見ないこと」だと考えています。

もちろん、自然に仲が良いならばすばらしいことで、何の問題もありません。問題なのは、すれ違いの生活を続けてきた夫が、定年を機に、「これまで仕事一筋だったから、この先は夫婦水入らずでのんびり暮らしたい」と考えることです。

妻の思いは正反対です。これまでに述べたように、大多数の妻は、「お互い干渉せずに自由に暮らしたい」、「夫とよりも、気の合う友人たちと会い、趣味や習いごとで過ごす時間を大切にしたい」と望んでいます。男性は、そのことを認識してください。

定年後の夫婦関係で取り組むべき努力の方向性は、脳科学や心理学、また私の臨床の現場での治療実績から、「仲良く一緒にいること」ではなく、「それぞれが自立すること」、「お互いに気が楽な関係を築くこと」が正解です。それが持続可能な夫婦関係のためのコツです。間違っても、妻の時間や行動を支配するようなことになってはなりません。関係性も妻の心身も蝕《むしば》まれるだけです。お互いに本音で話せて、お互いの生活ペースを邪魔せずに共同生活を営める「ちょうどいい距離」を見つけていきましょう。

第五章　男の孤独、孤立と向き合う

生涯未婚率上昇と「親ロス」

本書の読者には、独身の男性も多いことでしょう。親との死別でひとり取り残された喪失感を私は「親ロス」と名づけて、このところ、その症状や社会的背景、対応策について、メディアなどで発表してきました。

各種の報道にあるとおり、50歳までに一度も結婚したことがない人の割合を示す「生涯未婚率」は、年々上昇しています。国立社会保障・人口問題研究所が『国勢調査報告』をもとに算出したデータによると、２０１５年の生涯未婚率は、男性23・37％、女性14・06％と、過去最高を記録しました。現在の日本では、50歳以上の男性のおよそ４人に１人、女性の7人に1人が未婚者ということになります。

もちろん、意識して結婚を選ばなかった人、事実婚の人、ひとりで暮らすことを選んだ人など、それぞれ理由や事情はあると思います。その中で、結婚の意思はあっても何らかの理由でしないまま、親と同居してきた中高年の独身男性が、親の死をきっかけに、抑うつ状態やうつ病、更年期障害を発症するケースが目立って増えている、と日々の臨床の場で感じています。

その一例を紹介しましょう。

50歳の会社員男性・Eさんは、一人っ子で早くに父親を亡くし、母親との2人暮らしを続けていました。実家が東京都内にあり、通学や通勤に便利だったので、Eさんは就職後も実家を出ることはなく、食事や掃除、洗濯など身の回りの世話は母親がしてくれる生活を送ってきました。Eさんのお話では、「いい女性と出会えばいずれは結婚しようとは思っていたけれど、いまの生活が楽なので、自分から積極的に出会いを求める必要はなかった」ということです。

ところが、Eさんが50歳になって間もなく、母親が病気で急逝しました。家事をめったにしたことがなかったEさんは途端に日常生活の諸事において難儀しましたが、「それ以上に痛手だったのが、家に帰って話す相手がいなくなったこと」でした。

また、ご自身の性格について、「内気で親しい仲間はおらず、仕事が終わると自宅へ直帰していました。休日も用事以外は外出せず、自室でひとり、読書やゲームをして過ごすことを楽しく感じるタイプです」と明かされました。

そんな生活でも、家にいるときは話し好きな母親が何かと話しかけてくるので、とくに不都合は感じていませんでした。ところが、「母親がいなくなった家は静まり返り、急に孤独感が押し寄せてきました。このままひとりの生活が続くかと思うと、何とも言えない不安と寂しさが襲ってきたのです」と言います。孤独感が募ったEさんは次第に不眠や胃痛を覚え、やがて抑うつ症状が強くなっていきました。

当院ではいま、独身の患者さんをカウンセリングする中で、職場環境や仕事内容にさほどストレス要因が見当たらないため、よくよく話を聞いてみると、1年以内に母親を亡くしたという告白がポロリと出てくるケースが増えています。

Eさんのように独身で親と同居していた男性が母親を亡くした後、「親ロス」による深刻な症状に見舞われることがあるのです。長年の臨床で得たデータでは、専業主婦が多数派を占めていた、団塊の世代くらいまでの母親は、一般的に男の子には大人になってもかいがいしく身の回りの世話を焼く傾向にあります。

成人後も同居していると母親からのそうした過保護が定着し、家事はもちろん、生活習慣のありようまでを息子が母親に依存する関係が長く続くことになります。その結果、母親を亡くした後の息子の喪失感や孤独感は一段と深くなるのです。

医学的に「親族の死」はストレッサーとしての順位が高く、大きな精神的ストレスになります。しかし、親の死の悲しみを乗り越えられずに抑うつ状態やうつ病など心身の病気になるのは、成長過程で親離れ・子離れができず、精神的に自立を果たせていなかったことが一因と考えられます。

学校の卒業後も親との同居を続けて、親に経済面をはじめとする生活の基盤を依存する独身者を「パラサイトシングル」とも呼びますが、近年は「パラサイトの中年化」が話題になっています。総務省の調べによると、35～44歳で親と同居する未婚者の数は、１９８0年には39万人でしたが、２０１６年には２８８万人と、約7倍に増えています。45～54

歳で親と同居する未婚者は2016年には158万人で、同年代の総人口の9・2％にのぼります。

この数字からは、社会的背景として、バブル経済崩壊後に20年近く続いた不況と就職氷河期の影響で、経済的な問題で実家から独立できず、親と同居せざるを得なかった人が多数いることがわかります。また、いったん実家から独立したものの、親の介護のために再び同居を始めた人や、親に依存せずに同居している人、結婚の意思がない人なども相当数含まれると考えられるので、もちろん全員が親ロス予備群というわけではありません。しかし独身の中高年男性が急増していることを思うと、Eさんのように母親に先立たれた親ロスから抑うつ状態となる人が今後、ますます増えていくだろうことは予想できます。

「日本の男性は世界一孤独」という多くの報告

老後の3大不安は、お金（経済）・健康・孤独の「3K」と言われます。私は、この先の日本人の生活環境やライフスタイルを考えると、3Kの中でも孤独、とりわけ「男の孤独」が重大な問題になるのは間違いないと見ています。

2018年1月、イギリスのテリーザ・メイ首相は「孤独問題担当国務大臣」という新たな閣僚ポストを創設し、社会的孤独に苦しむ人々に対する総合的な政策を推進すると発表して、日本でも驚きをもって報じられました。孤独問題委員会がまとめた調査報告書によると、人口約6600万人のイギリスで、常に孤独を感じている人は子どもから高齢者まで900万人以上にのぼり、その3分の2が生きづらさを訴えていると言います。

これらの調査結果をもとに、同委員会は「孤独が人々の肉体的・精神的健康を損なう」と警告、孤独がイギリスの国家経済に及ぼす損失は年間320億ポンド（同報告の発表時点では約4兆9000億円）にのぼると試算し、国政レベルで孤独問題に対処するよう求めました。そうした要請に応えて孤独問題の専任大臣がおかれるようになったわけですが、イギリス以外のヨーロッパ諸国やアメリカ、オーストラリア、中国、インドなどでも人々の孤独は社会問題化しており、孤独は単なる個人の問題ではなく、国を挙げて取り組むべき課題であるとの認識が広がりつつあります。

医学の世界でも、「孤独と病気や死の関係」に対する関心が高まっており、世界中で研究が進められています。

アメリカ・ブリガムヤング大学の心理学教授、ジュリアン・ホルトランスタッド博士らの研究グループによると、「初期評価時の対象者の平均年齢が63・9歳、対象者の合計人数が約31万人にのぼる148もの研究データをメタ解析（複数の研究を統計的に分析する手法）した結果、喫煙、飲酒、運動不足、肥満などの因子よりも、人との社会的なつながりが少ないことのほうが死亡リスクを高めることが判明した」ということで、「社会的なつながりがある人は、つながりを持たない人より早期死亡リスクが50％低い」と報告しています。

また、イギリス・ヨーク大学健康科学部のニコール・ヴァルトルタ博士らの研究では、合計18万人以上の成人男女を対象とした23の研究データをメタ解析した結果、社会的なつながりが薄い人や精神的な孤独を感じている人は、そうでない人に比べて心臓病の発症リスクが29％高く、脳卒中のリスクが32％も高くなると報告しています。

孤独は心筋梗塞や脳梗塞、高血圧、糖尿病、ガン、肥満などの発症リスクを高めるほか、とくに高齢者の孤独は認知機能の低下や加齢に伴う心身の機能低下を早め、認知症の発症リスクや要介護リスクを上げることがわかっています。

孤独は寿命をも左右する重大なリスク因子ということが示されたわけですが、さまざまな国際比較調査の結果を見ると、日本人の、とくに男性は、「他国に比べて際立って孤独度が高い」という結果も出ています。

内閣府の「高齢者の生活と意識に関する国際比較調査」（平成27年度）によると、「家族以外の人で相談あるいは世話し合う親しい友人がいるか」という質問に対して「同性・異性の友人がいずれもいない」と回答した高齢者の割合は、調査対象国（日本、アメリカ、ドイツ、スウェーデンの4カ国）の中で日本が25・9％（男性29・8％、女性22・6％）ともっとも多く、他国の平均（12・6％）の2倍以上でした。

また、ＯＥＣＤ（経済協力開発機構）が加盟21カ国を対象に行った調査（２００５年発表）によると、家族以外の友人や職場の同僚、その他社会団体の人々（教会、スポーツクラブ、カルチャークラブなど）との交流が「まったくない」もしくは「ほとんどない」と回答した人の割合は、日本人男性が16・7％と21カ国の男性の中では最多。全体平均（6・7％）を10ポイントも上回っていました。この調査での日本人男性の対象年齢は不明ですが、こうしたデータから、「日本の男性は世界一孤独」と言われるのでしょう。

孤独と孤立の違い

読者の中には「男は孤独を愛する生き物だ」という意見の人や、「孤独は自分と向き合い、ひとりきりで自分のために自由に使える時間だから、そう悪いものではない」と思う人もいるでしょう。

私は「孤独」と「孤立」という2つの言葉を使い分けています。字面は似ていますが、孤独と孤立は意味が違います。

孤独は、孤も独も同じ意味の漢字を重ねた言葉で、「ひとりきりであること」という意味です。ひとりきりの状態から生まれる寂しさや悲しさ、疎外感、やるせなさといったマイナスの感情（孤独感）を意味することもあります。

一方、孤立は、「ひとりだけほかから切り離されて、つながりや助けが得られないこと」を意味します。つまり、困ったときに助けてくれる人がいない状態が孤立であり、「家族や友人、地域社会などとの関係が希薄で、他者との交流がほとんどない状態」を「社会的孤立」と表現します。

ひとりきりで暮らしている人は、生活において物理的に孤独ではありますが、本人にその生活を味わい楽しむ余裕があり、寂しさや孤独感を覚えていなかったり、家族や親戚、友人、近所の人などとのつきあいが維持されていて、必要なときに相談ができたり、会って楽しい時間を過ごしたりできる相手がいれば、問題ではありません。他者とのつながりがあり、孤立を免れているからです。

問題なのは、孤独であること自体よりも、「孤独感に悩まされているかどうか。孤立状態に陥っていないか」ということです。言うまでもなく、孤独感や孤立状態は精神的ストレスとなり、生活の質や人生の満足度・幸福感を大きく損ない、心身の健康にも悪影響を及ぼします。仕事をしているときからその状態にある人もいますが、定年後は物理的に人と接する機会が激減するため、そのリスクが増します。いかにして孤独とうまくつきあうか、孤立を回避するかが、定年後の充実した人生を送るうえでの重要なテーマとなると言えます。

なぜ男性は孤独化・孤立化しやすいのか

ニッセイ基礎研究所がまとめた「長寿時代の孤立予防に関する総合研究」（2013〜2014年）では、23〜79歳の男女約6500人にWEBアンケート調査を行い、社会的孤立リスクが高いのはどのようなタイプの人かを分析しています。

その結果、性別では男性で、中でも未婚、配偶者と離別、死別した男性の孤立リスクが高くなっています。人づきあいに関しては、他人に干渉されることを好まない人や、非対面（ネット上）のつきあいを好む人、働き方については、割り切りが強い人（仕事はお金を稼ぐ手段であり、やりがいがなくてもかまわないと考える人）や、仕事優先の人が孤立リスクが高いと分析しています。

また、全般的な傾向として、「将来（高齢期）の生活をイメージできていない人ほど、孤立に対する不安が大きい」と指摘。「高齢期の社会的孤立を回避するには、若いときからの幅広い人間関係（量・質）の構築が重要である。そのためには、個々人が日頃から『家族』『人づきあい』『働き方』について見直していくことが必要である」と提言しています。

家族と同居している人やパートナーと生活している人などと比べ、ひとり暮らしの人は孤独感や孤立状態に陥りやすいのは自然なことでしょう。さらに、患者さんや私の講演会、料理教室の参加者、また公私でのつきあいがある人たちを見ていると、女性に比べて男性のほうが、より孤独化・孤立化しやすい傾向があります。それは、男性と女性では思考や行動パターン、コミュニケーションスタイルに違いがあるためです。

これまでにも、男女でのカウンセリング時の違いを述べてきました。女性の患者さんは初回の診察時に、病状から精神的な悩みまでを打ち明けてくれる場合が多いのですが、男性の患者さんは自分の心身の不調を話すことにきわめて消極的です。中には、「男は弱音を吐いてはいけない。悩みを他人に吐露するのは、自分の弱みをさらけだすことになるという発想が若いときからある」、「困ったときに他人に助けを求めることには抵抗感を覚える」と明かす人もいます。

自身でつくり上げた「男らしさ」のイメージにとらわれ、人に弱みを見せまいとすることが、結果的に男性たちを孤立に追い込んでいくことになります。男らしさのありようではなく、そこにしばられる当人の認知こそが不調の原因になるのです。

定年後のコミュニケーションの場では、女性同士、男性同士と、同性同士で友人になりやすい傾向があります。女性は悩みを打ち明け合い、お互いに精神的にサポートする友人関係を築きやすいのですが、男性の場合は前提として弱みを見せたくない者同士なので、困ったときに助け合う友人関係が築きにくいと言えるのです。

定年前に孤独対策を「試しに」行う

男性は孤独化・孤立化しやすいとはいえ、多くの場合、仕事をしている間はさほど不自由や不都合を感じずに済むでしょう。職場の同僚や仕事相手など、仕事を介した人とのつながりである「職縁」と呼べる関係性があるからです。

しかし、定年退職後は、仕事と同時に職縁も失われます。退職後、しばらくはOB会などで集まる機会もあるでしょうが、上下関係の持続するOB会への参加はそう長く続かずに疎遠になっていくのは自然なことです。職縁は仕事という共通の目的と職場という共有の居場所があったから成り立っていたわけで、仕事を引退したら、わざわざ会う理由もなくなります。プライベートでも親しくつきあう関係を築いた仲間がいなければ、定年とともに仕事でのつながりは完全に途絶えると覚悟をしておくべきでしょう。

これまで仕事一辺倒で、仕事以外の人間関係がおろそかになっていた人は、定年後の孤独・孤立を防ぐための対策が必要です。仕事以外のプライベートでつきあえる友人や知人を増やすために、いますぐにでも行動を起こしましょう。

とはいえ多くの男性は、初対面の人とその場で打ち解けて交友関係を広げていくような社交術は得意ではないでしょう。いきなり友人や知人をつくろうと気合いを入れて行動してもうまくいかず、疲れるだけということにもなりかねません。

そこで、これまでに紹介した、ストレスを具体的に自覚することや、抑うつ状態やうつ病の治療法のひとつでもある認知行動療法を自ら生活の中で体現すること、また、第六章で述べる、抑うつ状態、うつ病の治療の一環としてリハビリとなるセルフケアが有用になります。

その最初のとっかかりとしては、興味のあること、趣味や習いごとができる場に試しに参加してみることです。行動に移すにはハードルが高いと思われるかもしれませんが、「ちょっと試しに」という感覚で、仲間探しというわけではなく、まずは自分がその趣味を楽しむ場であればいいと考えます。定年前から仕事以外にそういう場があれば、孤独感が癒され、通っているうちに気が合う人や挨拶程度でも話ができる人が見つかるかもしれません。

定年前から地元の情報を集めて近所の人とつきあう

加えて提案したいのは、自分が住んでいる「地域」に目を向けることです。これも第六章で述べるセルフケアのひとつになります。定年退職後は自宅が生活基盤となるので、職縁よりも近所や地域の縁の「地縁」を重要視してこそ、人間関係が広がります。

生まれ育った土地でずっと暮らしている人であれば地域とのつながりができているでしょうが、進学や就職を機に地元を離れた人や、転勤や引っ越しで住む場所を変えてきた人は、自宅の近所や地域との関わりが薄い場合がほとんどでしょう。単身者で職場と自宅を往復するだけの生活を送ってきた人はとくに、地元の情報を何も知らず、近所に親しい人もいないのではないでしょうか。

近所の人たちとコミュニケーションをはかり、地域に溶け込むにはある程度時間がかかります。50代のうちから、仕事の合間を見てマンションの自治会や町内会の活動、地域行事などに参加したり、地元の人たちが集う喫茶店や飲み屋に顔を出したりして、地元の情報を集めてなじんでいく行動が重要になってきます。

近所づきあいの第一歩は、日常のシーンでの「挨拶」です。当たり前と思われるかもしれませんが、これは心療内科や精神科での治療時に、コミュニケーションのスタート法としてよく伝授されることでもあります。第四章で妻の話を傾聴する際のスキルとして、「オウム返し」を紹介しました（137ページ）。相手が発した言葉をくり返すことで、たとえば、近所の人が「娘が受験で大変なんです」と言ったら、「それは大変ですね」と相《あい》槌《づち》を打つ方法です。これはあらゆる場面で会話法として利用できます。ただそれ以前に、自分から誰かに話しかけるのが苦手な人が、その苦手を克服するためにもっとも始めやすい方法が挨拶です。

当院の男性の更年期障害の患者さんに尋ねると、近所の方と挨拶をしないばかりか、家庭でも黙って出て行って、黙って帰る人もかなりいます。その理由は、「面倒で」、「変わった人と思われるかも」、「挨拶後に会話を続けなければならないと思うとつらい」、「元管理職で、相手からの挨拶に応えることはできても、自分から挨拶するのは苦手」などです。

私は、「挨拶をしてみると、案外とそういう心配はなく、自分の心も晴れますよ」と伝え、まずは、玄関先やごみ集積所などで近所の人と顔を合わせたら、「おはようございます」、「こんにちは」、「お疲れさまです」だけでも声をかけるように、できれば明るく大きな声で、とアドバイスをします。

次に、地元に行きつけの店をつくり、顔なじみになる。挨拶ついでに顔なじみの人たちと、時候のことや、「阪神、また負けたね」などと他愛もない会話を交わす。相手から近所のイベントなどへの誘いを受けたら、とりあえず短時間でも顔を出してみる。そんな風にして少しずつ、近所の人たちとのつながりを増やしていきましょう。ただし、苦手なことは無理をせずに、近所の人とのつきあいに慣れるために挨拶だけでしばらく過ごすという方法もあります。「つきあわなければならない」などと義務のように思うと、やがて苦痛になってきます。

ボランティア、寄付という行動を起こす

これも精神医学で抑うつ状態やうつ病のケアとして、孤独感・孤立感の治療に用いられる方法ですが、可能であれば、ボランティア活動に参加することが挙げられます。「集団の中に入ってコミュニケーションをとるためのプログラム」は多様にありますが、うつ病で休職中に、リワークプログラム（再就職支援プログラム）を行う医療機関もあり、それらの中でもボランティア活動への参加は推奨されています。

この活動は定年不調のケアとしても大いに役に立ち、定年後のつきあいや過ごし方につながります。とくに高齢者では活動を通じて仕事以外の社会とのつながりができて、微力であっても誰かの役に立っているという実感は、精神不安や憂うつ感を乗り越えるきっかけになるでしょう。

内閣府が実施した「高齢者の経済・生活環境に関する調査」（平成28年）では、社会的な活動をしている高齢者に、その活動をしていてどんなことが良かったかを尋ねています。その結果、もっとも多かった回答が、「新しい友人を得ることができた」（56・8％）。以下、

「地域に安心して生活するためのつながりができた」（50・6％）、「社会に貢献していることで充実感が得られている」（38・2％）、「健康維持や身だしなみにより留意するようになった」（32・8％）、「日常生活にリズムができた」（24・7％）が上位を占めています。ボランティア活動の医学的な有用性とは、社会や人のために行動することが自分の心身の健康維持に役立つということになります。

ボランティア活動というと、防犯パトロールや清掃などの地域活動や、災害被災地への救援活動などがまず連想されますが、それ以外にも多種多様な活動があります。地域の学習会や生涯学習への協力、盲導犬ボランティア、観光ガイド、日本で生活する外国人への支援、高齢者の外出介助や配食サービスといった福祉分野の活動など、自分の趣味や知識、経験を生かせる分野もあります。社会福祉協議会や同会と連携するボランティアセンターには地域のボランティア情報が集められているので、興味のある人は自分が住む地域の自治体に問い合わせてみてください。

また、気が臆してボランティアに参加できないという場合は、「寄付をすること」も、精神不安のケアに有用であると考えています。その理由は、ボランティアの場合と同じですが、寄付であれば、人と接することなく誰かの役に立つことができて、アクションを起こすハードルは低くなります。

ただし、無理をして多額の寄付をしてはかえってストレスが増幅します。そこを勘違いしないようにしましょう。たとえば、買い物のときの釣銭を時おりスーパーやコンビニの募金箱に入れるといった、自分にとって無理のない範囲で試してみると良いでしょう。

人と話をするのは1週間ぶり

お盆や年末年始の長期休暇明けにひとり暮らしの男性更年期障害の患者さんの診察をすると、「人と話をするのは1週間ぶりです」という人が珍しくありません。

休日、疲れて家でゴロゴロしていたら1日中誰とも話をしなかったということは、ひとり暮らしの人ではよくあると思われます。コンビニや外食チェーン店、デリバリーやネット通販などを利用していれば、人と言葉を交わさなくても日常生活の用は足せます。しかし、1日2日ならともかく、1週間もの間、誰とも会話を交わさないようであれば、健全なライフスタイルとは言えないでしょう。

男性は「相手に用事がなければ連絡する必要もない」と考える人が多いので、友人同士であっても連絡が途絶えることはしばしばあります。密に連絡をとり合わなくても関係が長続きし、久しぶりに会っても変わりなく話せるのが男の友情の良いところではありますが、孤立を防ぐには、特段の用事がなくてもときどき連絡をとり合える間柄の人が存在するほうが、精神衛生上、また生活においても良いのは明白です。

ふと「最近あいつ、どうしているかな」と思い出したときに電話をかけてみる。地震や台風が来たときに「そっちは大丈夫だったか」とメールを送ってみる。気にかけているだけではなく、具体的に連絡し合うことが、互いの生活、存在にとって有用になります。現役で仕事をしている人にとっては、なんだそんなことか、と思われるかもしれませんが、男性更年期障害で悩む人や定年後数年を経過して連絡し合える友が激減した人にとっては切実な問題です。

日頃からお互いにそういったアクションを起こしていれば、困りごとが生じたときに助言をし合うことができて、それが社会とのつながりとなります。こういったアクションは、孤立や孤独に追い詰められない、あるいは孤立や孤独を軽減させて、うつ病の予防にも有用と考えられます。

生物学的に、ヒトは個（ひとり）では生きられない動物です。それを認識し、「ちょっと気になる誰か」を複数、持っておくようにしましょう。定年前からそういった関係性の構築を意識して実践しておくことが、その先の長い人生にとって重要になってきます。

熟年婚活に賛成

57歳で結婚した女優の浅野ゆう子さんや63歳で結婚したエッセイストの阿川佐和子さんをはじめ、女優の桃井かおりさんや夏木マリさん、歌手の小林幸子さんなど、近年、芸能界では50代以上の熟年結婚が増えています。浅野ゆう子さんは結婚に際し、「お互いこの年齢で……とも思いましたが、この年齢だからこそ、互いの健康に気遣いつつ、寄り添いながら穏やかに、これからの人生を歩んでいこうと決めました」というコメントを発表しています。

読者の中には「いつかは結婚を」と思いながら、独身で50歳を迎えた人もいるでしょう。もし本気で結婚を望むならば、真剣に熟年婚活を始めてみてはいかがでしょうか。

ただし、20~30代の結婚と、50代からの結婚は意味が違います。50代以降の結婚は、この先の老年期をともに生きていくためのパートナーを選び、夫婦というチームで生きる決断を下すことです。その覚悟がなければ、結婚相手はなかなか見つからず、たとえ結婚したとしてもうまくいかないと考えられます。「若くて美人の女性と結婚したい」、「嫁に家事や親の介護をしてもらいたい」といった考えや思いは自分本位、自己中心的であり、良い結果にはつながりません。

第四章で私は、夫源病を防ぐには夫婦関係の再構築が必要だと述べました。妻を対等な個人と見なし、夫は日常生活の諸事を妻に依存せずに自立すること、日頃からコミュニケーションをとり、お互いにストレスにならない適度な距離感を保つことが、更年期以降の夫婦関係を長続きさせるコツです。熟年結婚のカップルの場合も、同じことが言えます。

結婚には、人生のリスクヘッジや安全保障という意味もあります。病気や失業など思いがけない事態が起きたとき、ひとり暮らしだと一気に生活の危機に追い込まれる可能性がありますが、2人なら乗り越える道が開けやすいこともあります。

更年期男性と同年代の女性たちは、同じように老後の不安や孤独の悩みを抱えています。

同じ不安や悩みを共有する2人が、夫婦として人生の後半戦をともに生きようと誓い、自立しているがゆえに距離感を持って、相手の個性や言い分、言動を尊重しながら生活をともにする――。そんな理想に近い結婚や共同生活は、少なくとも若い世代よりも熟年世代のほうが実践しやすいのではないでしょうか。

もちろん、結婚といっても籍を入れない方法や、同性同士、また何人かのグループでパートナーシップを築いていくことなども選択肢のひとつでしょう。孤立、孤独を回避し、人とのつながりの中で定年不調を乗り越えて老年期を生きていくには、形式ではなく「支え合う相手」が存在することがポイントになります。

孤独死は3日以内に見つけてもらおう

内閣府の「高齢者の健康に関する意識調査」(平成24年度)によると、ひとり暮らしの60歳以上の高齢者の45・4%が「孤独死を身近に感じる」と答えています。ひとり暮らしの老後には、孤独死の不安、心配がつきまといます。

しかし、人間は誰でも死ぬときはひとりです。ひとりで死んでいくことは、不幸なことでも寂しいことでもありません。孤独死がかわいそう、みじめだというのは、生きている側からの勝手なイメージだと、医師として私はそう思っています。

自宅で死亡した場合、家族やかかりつけ医が不在で、死因が病死や自然死だとすぐに判断がつかないときは、遺体はいったん「身元不明の不審死」として扱われます。そして、事件性のある死亡かどうかを検察官と医師が確認する、警察で「検視」と呼ぶ作業が行われた後、親族に引き渡されることになります。

医学的に見ると、孤独死が問題になるのは、亡くなってから日数を経て遺体が腐敗し、死因が特定しにくくなることです。死後4日以上が経過して発見された場合を「孤立死」と呼ぶことが多くなっています。これは現在のところ、便宜上の呼称です。

亡くなった人にかかりつけ医がいて、持病に関係する死因であれば死亡診断書が出ますが、死因が持病に関係していない、またかかりつけ医がいない場合は、検視を受けることになります。そのため医師の視点として、孤立死を避けるには、かかりつけ医を持っておいて定期的に診察を受けることが重要だと言えます。

私は、患者さんのカウンセリングや、定年後の生き方をテーマにした講演会、医学会の場などで「孤独死を恐れる必要はありませんが、3日以内に見つけてもらえるようにしたいですね」と伝えています。

孤独死、孤立死ともに、生活形態として多いのは「男性のひとり暮らし世帯」という報告があります。東京都監察医務院のデータによると、2017年に東京23区内で発生した男性の孤独死は3325人とあり、女性（1452人）の約2倍です。女性の孤独死では全体の59・2％が死後3日以内に発見されていますが、男性の場合は42％であり、約6割が孤立死です。しかも、孤独死した男性の12・1％が、死後1カ月以上放置されていたのです。

郵便受けに新聞が溜まっている、近所で数日顔を見かけない、電話に出ないといった異変に誰かが気づき、通報につながると言われます。孤立死を防ぐには、普段から近所の人や親族、友人知人、またかかりつけ医とのつながりを持っておくことがカギとなるのです。

「リビング・ウイル」が尊重される時代

死に関連してもうひとつ考えておきたいことは、「適切な医療を受けても回復の可能性がなく、死期が間近と判断される状態」の終末期の延命治療についてです。

平穏死や自然死を望む人が、終末期の医療に対する意思表示を元気なうちに書面であらかじめ作成する「リビング・ウイル（終末期医療における事前指示書）」の動きが世界的に広がっています。日本では、1976年に発足した日本尊厳死協会が「リビング・ウイル」の普及活動に取り組んでいて、同協会に会員として登録すると書面を入手することができます。詳しくは同協会のウェブサイトに掲載されています。

また、2018年1月から、「リビング・ウイル」に付随して保管する書面の「私の希望表明書」を同ウェブサイトからダウンロードすることができるようになりました。家族や同居人、かかりつけ医、身近な人にコピーして渡しておくことが可能という書面です。「リビング・ウイル」も「私の希望表明書」も、考え方や気持ちが変われば、いつでも撤回、破棄、また変更が可能です。

厚生労働省、日本医師会、日本学術会議、日本救急医学会、日本集中治療医学会、日本循環器学会などがそれぞれ策定する終末期医療についてのガイドラインには、本人の意思表示書や事前の指示、また家族らが患者の意思を推定できる場合はその意思を尊重することを基本、あるいは原則とするなどと明記されています。また、その様式や書類を策定している医師会や医療機関も多く、日本臨床内科医会では2019年1月から、小冊子『私のリビングウィル〜自分らしい最期を迎えるために』を作成し、かかりつけ医を通して配布しています。

医療従事者の多くはこうした動きを受け入れているようです。

私は、中高年の人たちが定年後の人生に希望を持てなかったり、自分の将来や死に強い不安を抱いたりする背景には、自分の「死生観」が確立されていないことがあると考えています。自分の人生の終末期について考えることは、定年後から先の人生を俯瞰して見つめることにもなり、非常に有意義な機会だと思われます。

57歳・独身の患者さんで、「リビング・ウイル」を確認して署名し、親族に手渡した人がいます。その人は、こう話しています。「慢性の病気を告知されたのを機に、リビング・ウイルの書面を前にして自分の今後の長くなりそうな闘病の日々を数日間、想像してみました。それから署名をすると、もやもやとした気持ちが少し軽くなりました」。

終末期を見すえると、いまの不調にどう対峙《たいじ》すればいいか、何らかの道すじが見えてくるかもしれません。独身の場合はとくに、リビング・ウイルを活用することを考えてみてはどうでしょうか。

死は、誰にでもいつか必ず訪れます。自分は人生の最期をどのように迎えたいか、定年前後、還暦（60歳）、緑寿（66歳）、古希（70歳）の機会に、また毎年の誕生日などに、死と向き合う時間を持つのもひとつの方法でしょう。私自身、母の死（２０１７年）をきっかけに、エンディングノートを買って、その後の生き方の軸となる意思を確認しました。このことによって、周囲の人とのつきあい方や日々の生活に良い影響をもたらすことができていると思っています。

また、この章の冒頭で述べた「親ロス」に関係しますが、親が健在であれば「リビング・ウイル」の話題を取り上げ、できれば親子で介護や死、葬儀のことについて話し合う機会を持つと良いでしょう。患者さんの例でも私の身内の例でも、子のほうは「親にはとても聞けない」と考えていても、実は親のほうは聞いてほしいと思っている場合がほとんどでした。

具体的に、介護の方法や余命の告知、延命措置についての希望、またどんな葬式をしてほしいか、墓はどうしたいかといった親の意向を聞き、それが自分の意に沿わないことであっても、親の意思を尊重するように考えを改める機会となるかもしれません。

親の「リビング・ウイル」を考えることは、自分のそれを見つめるきっかけにもなります。できる限り納得のいくかたちで老後から終末期を過ごすために、いま、何をどうすればいいのか。親の生き方を、参考にも反面教師にもしながら、熟考してアクションを起こす機会としたいものです。

第六章　定年不調回避のための行動療法

緊張度合いがわかる「合谷《ごうこく》」指圧

本章では、患者さんたちに実践してもらっている日々のセルフケアであるリラックス法やストレス改善法、定年後の生活のアドバイスについて紹介します。ケア法はどれも、心理療法、認知行動療法、また脳科学の分野のほか、うつ病や多くの疾患のリハビリテーション、各種の技能訓練などにおいて状況に応じて幅広く用いられる方法です。

医師が患者さんに伝えるセルフケアでは、「誰もがすぐに、安全に適切に実践できること」を指導しますが、セルフケアの効果を上げる最大のポイントは「継続すること」です。

ここでは複数の方法を紹介しますので、自分に合う方法を探り、まず3カ月は継続することを目標にしてください。

抑うつ状態の人や不安感が強い人、極度の精神的ストレスにさらされている人は、例外なく体が緊張しています。全身の筋肉が硬くなり、血流が悪化し、多くの部位でコリがあると思われます。

私は診察時に患者さんのストレス度合いをチェックするために、小さないたずらのような実験を行っています。ひとりですぐにできるので、ここでちょっと試してみてください。

手の甲側で、親指の付け根の骨とひとさし指の付け根の骨が合わさるところに、「合谷《ごうこく》」というツボがあります。試しに、反対側の手の親指で合谷をグッと押して刺激をしてみてください。押し方のコツは、少々ひとさし指側に向かって押すことです。

このとき、「痛いっ」とか「イタ気持ちいい」という感覚が走るのではないでしょうか。

診察室で私が患者さんの手の合谷を押すと、多くの人が、飛び上がるほど痛がります。この合谷のツボは、東洋医学では頭痛、肩コリ、歯やのどの痛み、視力低下、鼻づまり、耳

ツボ・合谷を押す

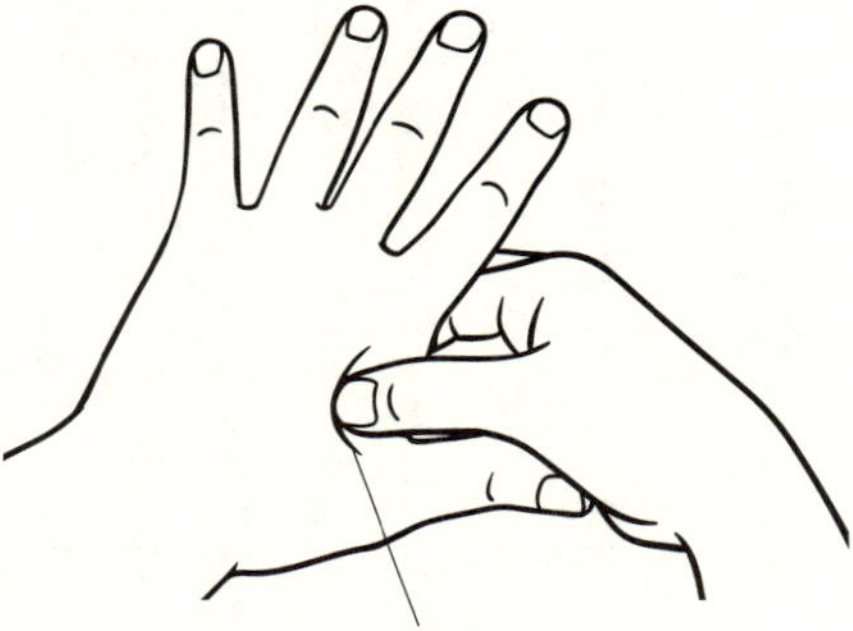

鳴り、口内炎など、首から上の痛みやコリの症状に効果があるとされる、ヒトの体における代表的な圧痛点のひとつです。

圧痛点とは、体の中でも痛みを感じやすい部分のことで、合谷は、全身の中でも場所がわかりやすく、位置的に自分で押すことができるツボです。そして、痛みやコリだけではなく、心身の緊張や不安感が強い人、ストレスがある人にとってはとても痛みを感じるポイントでもあります。高ストレス状態のときは体が強く緊張していて、痛みを感じる閾値《いきち》が下がっているため、軽く押しただけでも強烈な痛みを感じるのです。

診察の際、私は患者さんの合谷を押して痛

みを実感してもらったあと、次項で紹介する自律訓練法や腹式呼吸法などのリラックス法を指導しています。そして、リラックス法を実行したあとにもう一度合谷を押すと、痛みが格段に軽減しているので、患者さんたちは一様にびっくりします。痛みは自分にしかわからない感覚なので、いっそうリアルに変化が実感できるようです。

自分の緊張度合いを知るセルフチェック法として、合谷のツボを覚えておくと役に立ちます。自分がいま、リラックスが必要な状態なのかどうか、あるいはリラックス法をうまく実践できたかどうか。また、先ほど述べた部位の痛みやコリ、緊張やイライラ、憂うつ感を緩和するため、デスクワーク中や通勤電車で、自宅でテレビを見ながらやバスタイムにと、ことあるごとに自分で合谷を押してみると良いでしょう。

リラックスするための自律訓練法

その場で心身の緊張をゆるめるリラックス法として、私が患者さんに指導しているケア法に「自律訓練法」があります。これは1932年にドイツの精神医学者ヨハネス・ハインリヒ・シュルツが提唱した自己催眠法のひとつで、現在、心療内科や精神科などで広く治療に用いられています。自己暗示によって催眠と似た状態へ誘導して心身の過度な緊張を和らげ、自律神経のバランスを回復させる、5分ほどで全身をリラックスさせる方法です。医療の分野以外でも、アスリートや芸術家、経営者、医師らも、心身の健康維持のために実践する人が多いリラクセーション法でもあります。

診察室で自律訓練法を患者さんに実践してもらうと、合谷を押したときの痛みが消えるだけでなく、その場で脈拍や血圧が下がり、すぐにリラックスできます。毎日の習慣として続ければ、ストレスによる交感神経の過剰な興奮が鎮まり、自律神経のバランスが整って、自律神経の乱れからくる頭痛やめまい、不眠、耳鳴り、肩コリ、動悸、便秘・下痢など、さまざまな不調の緩和が期待できます。男性更年期障害の予防や改善にも有用なので、行ってみてください。

診察では私が患者さんに語りかけながら自律訓練法を行いますが、自分で実行する場合、1回にかかる時間は5分程度です。椅子に座った姿勢か、あお向けに寝た姿勢で行います。実践法をマスターすれば、通勤電車や仕事の合間、仕事の休憩時にトイレででもできるようになりますが、当初は自室など静かで落ち着ける環境で行うと良いでしょう。

まず、椅子やソファーに深く腰かけて、両手は力を抜いてだらんと下に垂らします。両足は肩幅くらいに軽く開いて足の裏を床につけ、背すじは自然にまっすぐ伸ばします。就寝前など、布団や床に寝た姿勢で行うこともできます。その場合はあお向けに寝て、両方の手は体の横に自然におき、足は軽く開きます。

そして、目を軽く閉じ、ゆっくりと深く呼吸をしながら、次の①～⑮を行います。

①「気持ちが落ち着いている」と心の中で数回唱える
②「右腕が重たい」と心の中で数回唱える
③「気持ちが落ち着いている」と心の中で数回唱える
④「左腕が重たい」と心の中で数回唱える
⑤「気持ちが落ち着いている」と心の中で数回唱える
⑥「両腕が重たい」と心の中で数回唱える
⑦「気持ちが落ち着いている」と心の中で数回唱える
⑧「右腕が温かい」と心の中で数回唱える

自律訓練法

椅子に座って行う場合

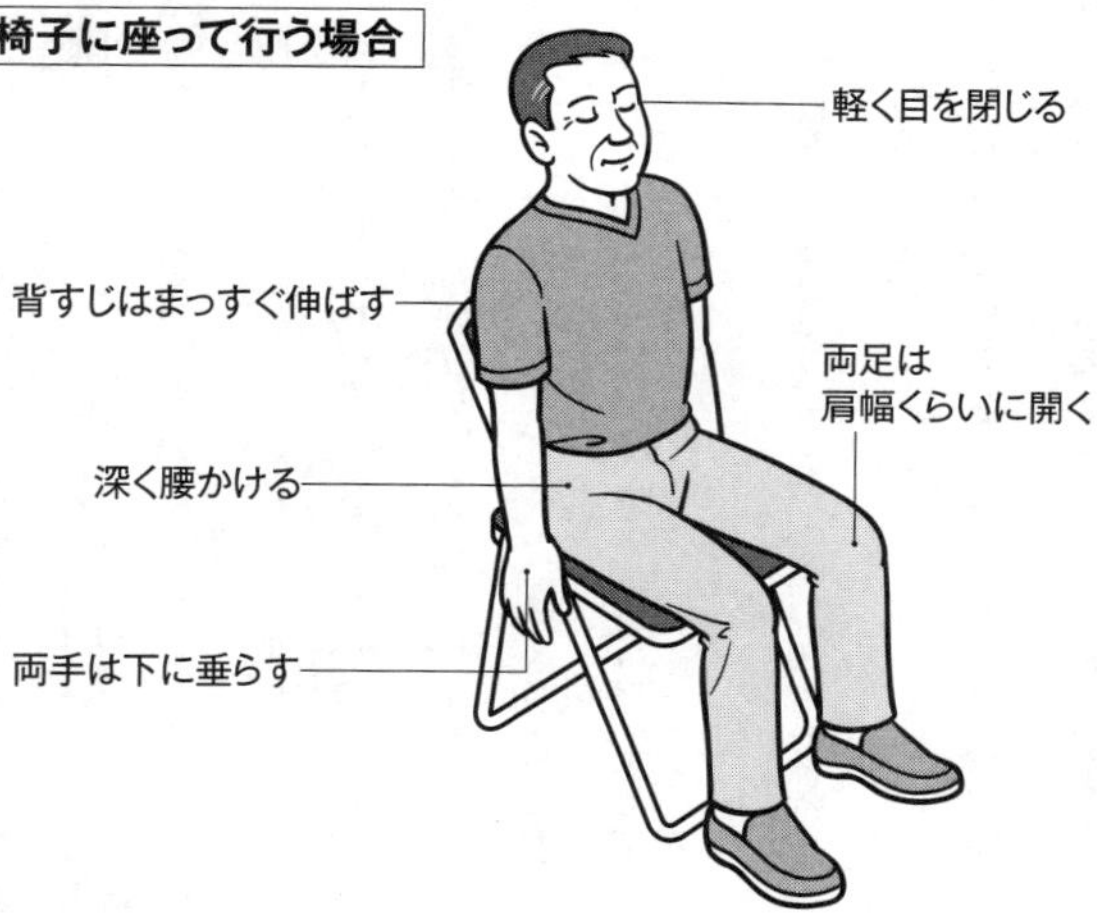

寝て行う場合

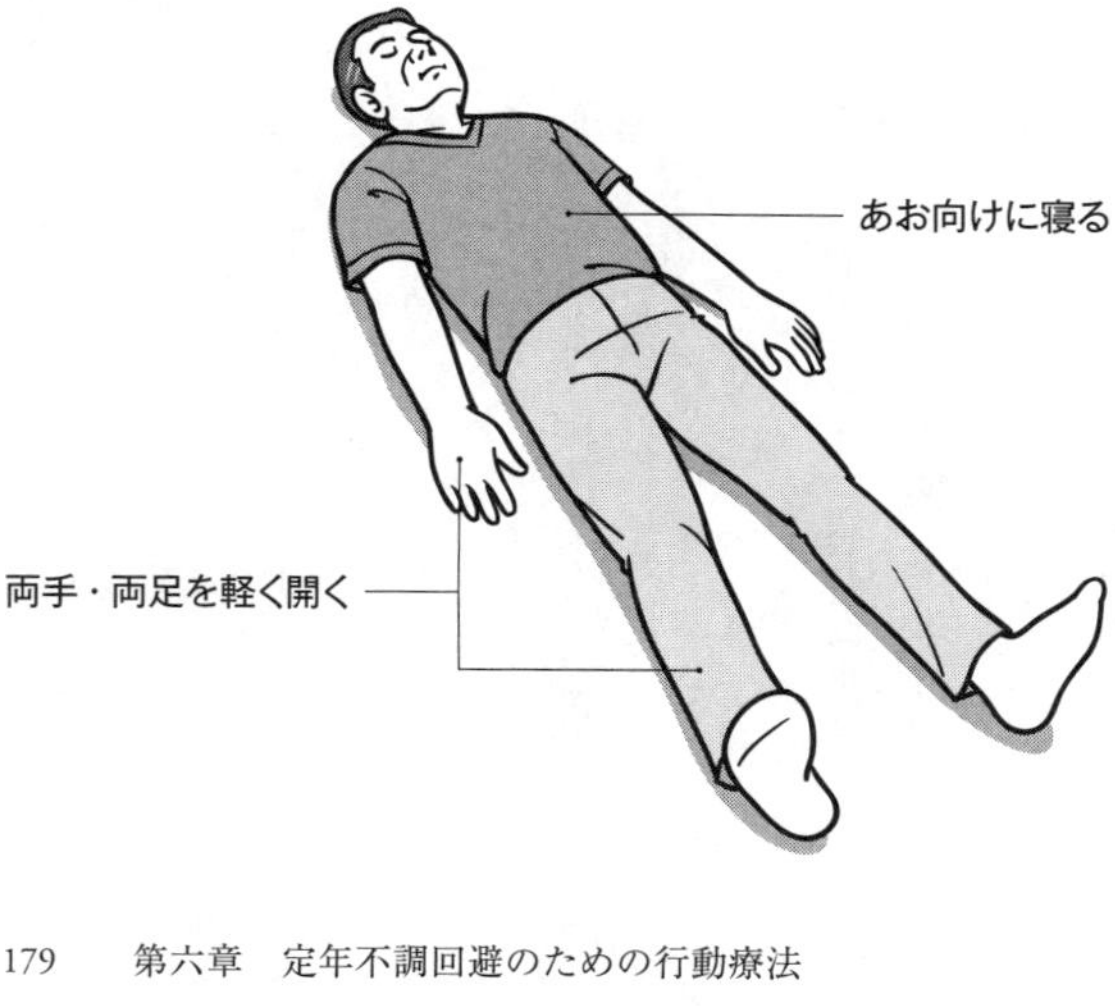

⑨「気持ちが落ち着いている」と心の中で数回唱える
⑩「左腕が温かい」と心の中で数回唱える
⑪「気持ちが落ち着いている」と心の中で数回唱える
⑫「両腕が温かい」と心の中で数回唱える
⑬「気持ちが落ち着いている」と心の中で数回唱える
⑭「両腕が重く、温かい」と心の中で数回唱える
⑮両手をグッと握って、パッと開く動作を2〜3回くり返したあと、両腕を2〜3回曲げ伸ばしする。最後に大きく背伸びをして、目を開ける（消去動作）

文字で読むと複雑そうですが、右腕→左腕→両腕の順番で、腕が「重たい感じ（重感）」と「温かい感じ（温感）」を味わうように感じて、それぞれの合間に「気持ちが落ち着いている」と心の中で唱えるという手順なので理解しやすいでしょう。

心の中で言葉を唱えるときは、「右腕が重た〜い」というように、ゆっくりと唱えます。そのとき、腕に力を入れたり、無理に重感や温感を感じようとしたりしないでください。

言葉に従って腕にぼんやりと意識を向けながら、体の中で起こる微細な変化を「ただ自然に感じる」だけでいいのです。

当初は、腕の重感や温感を感じにくいでしょう。「重感はないが、温感はある」という人もいます。緊張していたり、肩や腕の力が十分に抜けていないと、腕が重い感じや温かい感じは出てきません。しかし、くり返し行ううちにコツがつかめて感覚がわかってきますから、焦らずに行いましょう。「何となく気持ちがいい」という程度でも、リラックス効果は十分あります。

なお、寝る前に布団の中で行うとき以外は、最後に必ず⑮の消去動作を実行してください。自律訓練法を行うと深いリラックス状態に入るため、頭がボーッとしたり、体から力が抜けたりしますが、消去動作を行うことで、意識や筋肉の状態を通常の覚醒レベルに戻すことができます。消去動作をせずに自律訓練法を終えると、めまいや脱力感が生じたりすることもあるので、忘れずに行ってください。

簡略化した方法としては、椅子に座ってゆっくりと深呼吸しながら、頭の中で次の呪文を唱えます。

「気持ちがとても落ち着いている（数回）。右腕が重たい（数回）。左腕が重たい（数回）。右腕が温かい（数回）。左腕が温かい（数回）」

この方法であれば2、3分でできるので、さほど負担を感じずに実行できるでしょう。自律訓練法は、できれば朝・昼・夜・就寝前の1日4回を目安に実行しましょう。夜、ベッドに入ってもなかなか眠りにつけない人は、布団の中で行うと眠気を呼び、入眠しやすくなります。

参考までに述べると、自律訓練法には、「背景公式」と「6つの公式」があります。手順にある、「気持ちが落ち着いていると心の中で数回唱える」という部分は背景公式にあたります。

また、第1公式は「手足が重たい」で四肢の重感、第2公式は「手足が温かい」で四肢の温感を意識しています。第3公式は「心臓が静かに打っている」を意識する心臓調整、第4公式は「楽に呼吸している」を意識する呼吸調整、第5公式は「おなかが温かい」を意識する腹部温感、第6公式は「額が心地よく涼しい」を意識する額涼感です。

はじめは第1と第2を行い、少し実感するようになれば第3以降へ進むといいのですが、実際には患者さんからは、たくさんすると混乱する、余計に実感がなくなる、長くてだるいなどの声もあるため、私の治療では第1と第2の手のみを行っています。

いつでも気づいたときに「腹式呼吸法」を

いつでもどこでもひとりですぐにできるリラックス法としてぜひ習慣化していただきたいのが、「腹式呼吸法」です。ここでその医学的効能を理解しておきましょう。自律神経は自分の意思でコントロールができない神経ですが、意識して呼吸の仕方を変えることによって、そのバランスの乱れを調整するように働きかけることができます。

心身が緊張しているときや、強い不安やイライラ、ストレスを感じたとき、ヒトの呼吸は無意識のうちに浅く速くなり、自律神経のうち、緊張時に働く交感神経が優位になります。反対に、リラックスしているときや気持ちが落ち着いているときは自然と呼吸も深くゆっくりになります。そのため、意識して深くゆっくりとした呼吸を行うことによって、不安や緊張を鎮め、心身をリラックス状態に導くことができるわけです。

腹式呼吸を行うと、呼吸とともに、肺の下にある横隔膜が上下に動きます。吐く息を意識して長くすると、リラックス時に働く副交感神経が優位になり、体の緊張がほぐれて心身ともにリラックスするのです。

腹式呼吸法のポイントは、背すじを伸ばした姿勢で、最初に、口から「フーッ」とゆっくり息を吐くことです。息を吐くときには副交感神経が刺激されるので、おなかをへこませながら、できるだけ細く長く息を吐き出すのがコツです。

息を吐ききったら、今度は鼻から息を吸います。ですが、先に息を完全に吐ききれば自然と吸う息が入ってくるので、吸うことはとくに意識しなくてもかまいません。鼻から空気を吸い込むと、おなかが自然にふくらんできます。そして、息を吸いきったら、また口から細く長く息を吐きます。これを10～20回ほどくり返しましょう。

腹式呼吸法は目を開けたままや立ったままでも短時間でできるので、自律訓練法よりも手軽に時と場所を選ばず行えます。根をつめた作業の合間や、プレゼンや商談など緊張する場面の前、不安やイライラを感じたとき、また不意な出来事に驚いたとき、たとえば地震が起きた、急にどこかが痛む、けがをした、事故に遭遇したときなど、ハーッと息を吐

「腹式呼吸」でリラックス

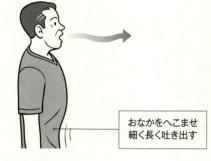

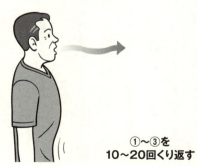

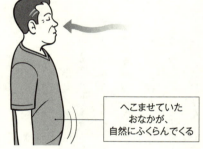

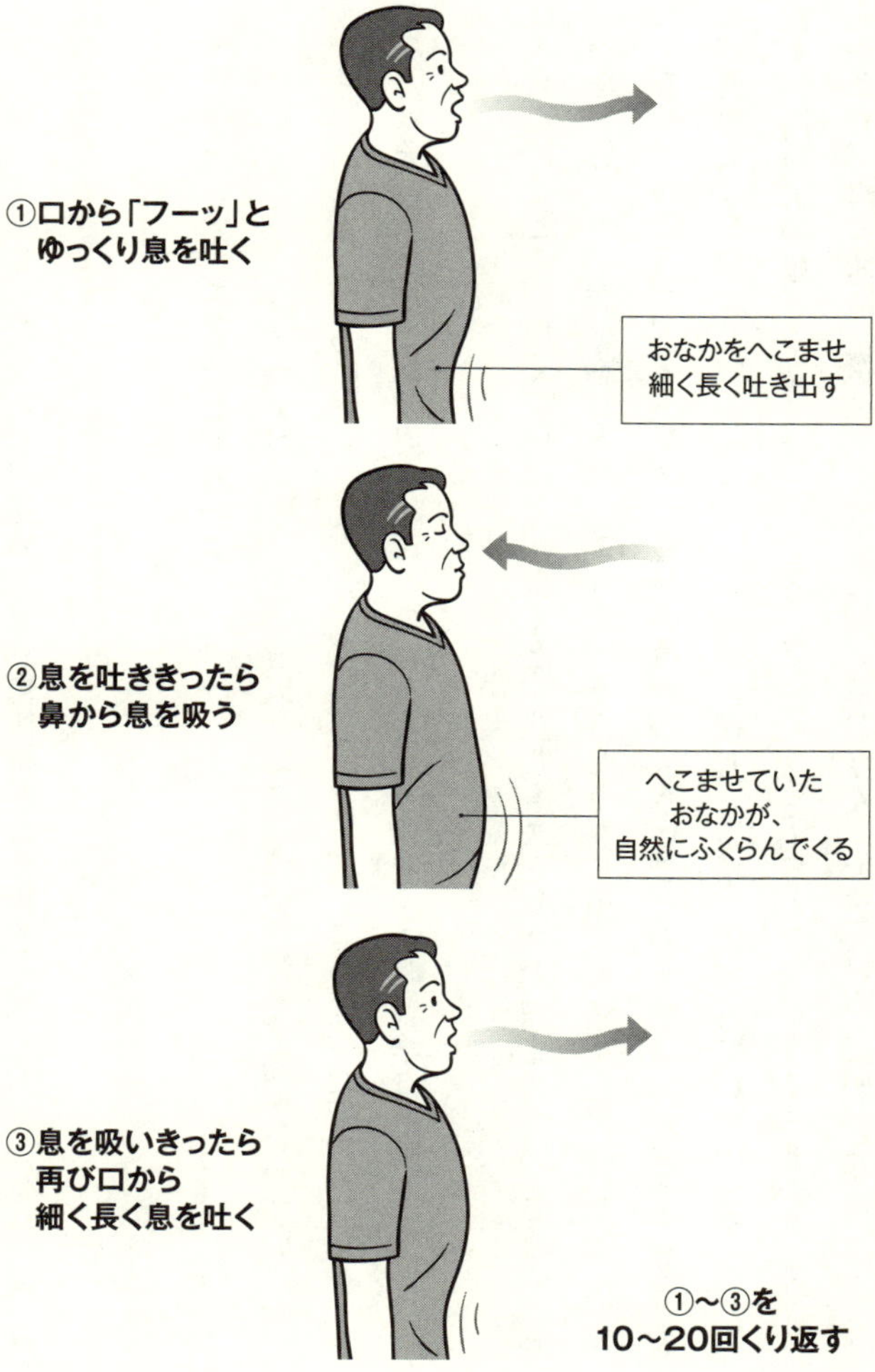
①口から「フーッ」と
ゆっくり息を吐く
おなかをへこませ
細く長く吐き出す
②息を吐ききったら
鼻から息を吸う
へこませていた
おなかが、
自然にふくらんでくる
③息を吸いきったら
再び口から
細く長く息を吐く
①〜③を
10〜20回くり返す

くだけでも行ってみてください。前述のとおり自律神経に作用して落ち着いた気分になり、我に返ることもできます。

怒りを軽減し、ストレスを改善するケア

私は、DV（ドメスティック・バイオレンス）についても講演や執筆活動を行っています。脳の働きと脳内ホルモンの関係、ストレスの状態からヒトがどういった行動を起こすのか、あるいはその行動から脳で何が起こっているのかを研究する脳科学は進歩を遂げています。

気に入らないことや面白くないことが続くと、誰しもストレスが溜まっていきます。脳の働きから、怒りや不満を感じるときよりも、そうしたマイナス感情を心に押しとどめてがまんするときのほうが、ストレスや疲労の負荷が大きいことがわかっています。怒りや不満など負の気分を抱えている間はストレスが持続し、蓄積、増幅していくのです。

男性更年期障害の患者さんでは、「イライラと怒りをアウトプットすることが苦手」という人が多く、たとえば、機械メーカーに勤めるFさん（58歳）はこう話します。

「締め切りに追われてイライラしながら、何度注意しても同じ間違いをする部下への怒りを心に溜め込んでいました。朝コーヒーを飲もうとしたら豆が切れていて妻にむかっとしましたが、あたるのが嫌なので家を飛び出しました。その日は通勤電車がすし詰め状態で胃が重苦しくなり、出社すると部下が用意した資料に大きな不備があった、その焦りもあって午後は商談で失敗しました。帰宅前にむしゃくしゃ感を解消しようとして飲みに出かけたら店が満席で、飛び込みで入った店では店員の態度が悪いうえに予想外に高くて散財することになりました。翌日、朝の挨拶もしない部下には怒りでいっぱいになりましたが、注意をしても無駄だろうと感じ、同時に胃痛を自覚しました」

この例では、日常のシーンごとにうまくいかないことがあり、その都度イライラを解消できないまま怒りや不満が溜まっていく様子がわかります。放置すると、その人の性格にもよりますが、Fさんのようにがまんが高じて胃などに不調が際立つ、あるいは、ささいなことをきっかけに一気に怒りが爆発して、いわゆる「キレる」こともあるでしょう。心理的には、ささいなことが原因で怒りに火がつくのではなく、その前段階でまず、自分の思うようにならないことがあった場合にストレスが生じ、その蓄積が大きくなって怒りとなります。

ストレスや興奮、緊張を感じると脳内ではノルアドレナリンという神経伝達物質が多く分泌され、これは怒りという感情に関わっています。ノルアドレナリンは「怒りのホルモン」、「闘うホルモン」とも呼ばれています。怒りとは、ヒトが生物として敵と戦い、食べ物を得るために、つまり生き延びるうえで発生する本能のひとつであり、生きている限りホルモンの分泌を止めることはできず、怒りそのものをなくすことはできません。

一方で、ヒトの心身にはその機能を安定的に一定に保つように働くメカニズムがあり、それを「ホメオスタシス（恒常性）」と言います。ノルアドレナリンが分泌されると「幸せホルモン」と呼ばれるセロトニンやオキシトシンという神経伝達物質も分泌されます。セロトニンについては第二章で詳しく触れましたが、これらの物質には自律神経のバランスを整える、ストレスを軽減する作用があることが解明されつつあります。

日中に怒りや興奮、緊張が続いた後、夜間になると副交感神経が優位になって睡眠に向かい、充実した睡眠でストレスを軽減し疲労を回復する、これが健全な状態と言えるわけです。

その状態を理想として描き、「ヒトの怒りは本能だから消せないけれど、怒りを抑える物質も分泌されている。だから、自分の堪忍袋がいっぱいになる前に怒りやイライラを発散して、精神的な余裕を保っておこう」と意識しましょう。

ストレスを発散する方法は人によって違いますが、先ほどのFさんは複数回の問診を経てがまんの限界にきていると診断したため、「ストレスを言葉や表情に少しでも表すようにしてみてください。疲れたときは上司や部下の前で、『今日はしんどかったなぁ』と口に出し、無理に元気な表情をつくらないようにしましょう。すると、少し肩の力が抜けて気持ちが楽になり、相手のこともねぎらえるでしょう」とアドバイスをしました。

怒りや不満を感じたときは、それを腹にしまうのではなく、ある程度は表に出す、また友人らに愚痴をこぼすほうが、ストレスが発散されてノルアドレナリンやセロトニンの分泌は安定し、精神衛生にはプラスに作用します。「性格的にそれができないから苦労する」という場合、また怒りや不満をその場で処理できないときは、できるだけ間をおかないで体を動かし、人知れず感情を発散する方法を実践しましょう。

ストレス改善法として私が患者さんに紹介しているのは、次のような方法です。自分に合った方法をいくつか見つけておいてください。

・大声で叫ぶ、歌う

ひとりの部屋で人に聞こえないように、「イライラする！」とか「わーっ」と大声で叫ぶ、誰かに聞こえそうならハンカチやタオル、クッションなどを口に当てて大声を出すと、かなりの確率で瞬間的に、イライラした気分が改善します。自然と大きく息を吸い込んで吐くので、腹式呼吸を行うときと同様、自律神経のバランスを整える効果も期待できます。

また、大声で歌うことは、ストレスの改善法として有用でしょう。ひとりで車を運転しているときにボリュームアップしたカーステレオに合わせて歌う、また、「ひとりカラオケ」も良い方法です。いまは街のカラオケ店では「ひとりカラオケ」が流行していて、会社員や中高年の利用が圧倒的に多いという話も耳にします。恥ずかしがることは何もありません。好みの曲、ノリの良い曲を4～5曲歌ってしばらく休憩すれば、怒りや不満が軽減することは経験者なら知っているでしょう。ただし、熱唱すると血圧が上がるので、高血圧の人は歌い方や歌う時間に注意をしてください。

・バッティングセンター、ゴルフの打ちっぱなしなどの「打つ」運動

バッティングセンターやゴルフの打ちっぱなしで力いっぱい球を飛ばす、ボクシングジムでサンドバッグを打つなど、誰にも迷惑がかからないように、モノを打つことは、ストレス改善に有用です。対象物への刺激に集中することと運動で脳の働きが活性化し、爽快感が得られます。不安やイライラを溜め込まないために必要な運動とも言えます。

・涙活

「涙活」と呼ばれる、意識的に泣くことでストレスの改善をはかる活動がこのところ話題になり、涙がもたらすリラックス作用が注目されています。

これには自律神経の働きが関わっています。感動や悲しいときなど涙を流す行為をコントロールしているのは、自律神経のうち、リラックス時に働く副交感神経です。

心理学や精神分析の用語で、泣くことなど感情を表出することによって心に溜まった嘆きやわだかまりがなくなり、気持ちが浄化されることを「カタルシス効果」と呼びます。ひとりきりのとき、誰にも遠慮はいりません。自分が感情移入できる映画やドラマ、小説、マンガ、音楽、泣ける動画などを利用して、ときには思う存分に泣きましょう。

・ウォーキングや水泳などの有酸素運動

有酸素運動を継続的に行うと、セロトニンの分泌が活性化され、ノルアドレナリンの分泌も安定することがわかっています。酸素を体内に取り込みながら行う、ウォーキング、ジョギング、サイクリング、水泳などの運動を20分以上、息切れしない程度を維持し、自分の体力のレベルに応じてゆっくりとしたペースで、呼吸を意識しながら実践してください。運動が苦手な人や高齢者にも向いています。

「男のええ加減料理」の実践

第四章の「夫源病」の中で、妻たちの「昼食うつ」（120ページ）という症状について述べました。おさらいすると、「昼食うつ」は、定年後、1日中家にいる夫のために昼食を用意しなければいけないことに妻が精神的、物理的な負担を感じ、そのストレスが原因で抑うつ状態やうつ病になることを言います。臨床的にも「昼食うつ」に苦しむ中高年女性は多いと言えます。

そうした女性たちの「昼食うつ」の予防・改善策という意味で、男性の患者さんたちに指導する行動療法として私が力を入れているのが、料理力の養成です。2006年から関西エリアを中心に「男のええ加減料理教室」と銘打った会を開催し、卒業生のシニア男性たちから料理を教えるボランティアのサポーターを募り、各地で男性向けの料理教室を開くなど、活動の輪が広がっています。料理をすることは、段取りを考え、両方の手を動かすことから認知行動療法のひとつと言えます。自治体や医療機関でも、認知症や要介護の予防事業の一環として導入が進んでいます。

愛知県のある自治体在住の65歳以上で要介護状態にない2725人を対象に、2000年から5年間にわたって追跡調査を行った報告によると、「料理をしている」人たちは、そうでない人たちに比べて5年後の健康保持率が3・3倍という結果が出ています。

私は定年前の男性たちに、「まずは自分1人が食べる分だけの昼食づくりから料理を始めてみましょう」と提案しています。定年後は現役時代にあれほど過密だったスケジュールが空白になります。この「何も予定がない」、「自分がやるべきことがない」ことは精神的な負担となり、定年不調につながる大きなストレスになっているのです。

そのストレスを改善する有効な手段は、「日課」をつくることです。自分で自分の昼食をつくるという日課ができれば、それまで空白だったスケジュールに「スーパーへ買い物に行く」、「昼食をつくる」という予定が入ります。買い物に出かけることで、定年後の出不精から外出する習慣ができ、地域の人々や社会とつながるチャンスも増えます。また、昼食をつくることで生活にリズムが生まれ、夜更かしをして昼まで寝ているといった昼夜逆転の生活を予防することもできます。

さらに、自分で料理をするようになると、毎日3度の食事の準備の面倒さや洗い物の大変さ、体調の悪い日でも料理をしなければならないつらさを理解することができ、妻に対する理解や感謝の気持ちが深まるでしょう。男性が料理をすることは、これまでに問題提起してきた家庭内での自立、夫婦関係の改善に大いに役立つことを認知（認識）してください。

料理はクリエイティブな作業という一面があり、手際よく何品かの料理をつくるには、材料の買い物から調理の段取り、片づけまでの一連の行動を考えることになるので、認知機能の向上につながることはよく知られています。私は、自分で料理をつくるうちに、食材や栄養、新しい料理やレシピに対する関心が深まり、日々の買い物を通じて生鮮食品の価格動向にも敏感になりました。自分の世界が広がり、人との会話のネタも増えるので、ぜひ楽しみながら料理に取り組んでください。

私が主宰する「男のええ加減料理教室」では、初心者の男性でも手早く簡単に自分1人分の食事を用意できるよう、工夫を凝らしたレシピを考案しています。その方法と料理を記した本（講談社刊『60歳からの超入門書　男のええ加減料理』ほか）も出版しているので、参考にしてみてください。

定年後も細く長く働くことこそうつ病の予防になる

定年後うつ病を防ぐもっとも効果的な対策は、生涯現役で、どんなかたちでも良いので、できるだけ長く働き続けることです。男性更年期外来での診療や地方の講演に出向いた折に実感するのは、農業・漁業などの第一次産業や自営業など「定年のない仕事」に就いている男性は、高齢になっても元気な人が目立つことです。

会社員だった男性は、定年後に仕事と一緒に生きる目的まで見失い、「燃え尽き症候群」となる場合があるのです。そのため私は、定年間際の男性たちに「定年退職後も、どんな仕事でもいいから続けたほうがいい」、「ボランティアなどでも、社会との関わりを持ち続けてください」とアドバイスをしています。

定年後の生活を充実させるには、①家に閉じこもらないこと、②生活にリズムを持たせること、③近所の人や地域社会との関わりを大切にすること、の3つがポイントです。外に働きに出れば、①と②が自動的に手に入ります。

総務省『労働力調査』(平成29年)によると、65歳以降に働く人は増え続けており、2017年の男性の就業率でみると、60~64歳で79・1%、65~69歳で54・8%、70~74歳で34・2%と、70歳を超えても全体の3割以上の人が働き続けています。また、内閣府『高齢者の日常生活に関する意識調査』(平成26年度)によると、現在仕事をしている60歳以上の男女に「何歳まで働きたいか」と質問したところ、「働けるうちはいつまでも働きたい」

と答えた人が42・0%ともっとも多く、「65歳くらいまで」(13・5%)、「70歳くらいまで」(21・9%)と答えた人を大幅に上回っています。「年金収入だけでは老後の生活が不安」といった理由もあるでしょうが、「元気なうちは働きたい」と考える高齢者が多いことは、歓迎すべきことです。

ただし、定年後も仕事を続けるには、仕事に対する考え方を改める必要があります。老後の就職の第一歩は、「面子とプライドを捨てること」と心得ましょう。ハローワークなどでは高齢者の再就職を積極的に支援していますが、求人の多い職種は、警備や介護、マンション管理や清掃、調理補助、スーパーやコンビニの店員など、限られています。シルバー人材センターに登録しても、斡旋《あっせん》される仕事は清掃や草刈り、家事支援、駐輪場の整理など、高度な技術が不要な軽作業がメインです。「自分は役職に就いていたのに、こんなに安い給料で働くのか」、「管理職か事務職がいい」などと文句を言う人も多いのですが、現役時代、どんなに偉い役職に就いていても、どれほど大きな仕事を任されていたとしても、その輝かしい肩書きや経歴は定年でもって終了し、「普通の人」に戻るのです。

過去の栄光は胸にしまい、プライドを捨てて、初体験の仕事に飛び込めるか、新しい仕事に楽しさを見いだせるかどうかが、定年後の再就職を成功させるカギです。

定年後の仕事は、「お小遣いがもらえる最高の暇つぶし」と考えるのがいいと思います。現役時代のようにサービス残業をしてでもバリバリ仕事をこなす、といった働き方は必要なく、そのような働き方をされては周囲の人や組織にとってはかえって迷惑でしょう。

仕事は日々のスケジュールを埋めてくれると同時に、働く本人に活力を与えてくれます。仕事に燃え尽きてゆっくりとしたいと思っていても、1カ月もすると、仕事を通して人や社会と関わりを持つことこそが生きる糧であることに気づくでしょう。高齢になると長時間勤務や体力的にきつい仕事は難しくなってくるでしょうが、ペースダウンしながら可能な限り長く働くことが、心身ともに元気で充実した人生を送る秘訣と言えます。

定年後の趣味「知的肉体労働の家庭菜園」

男性更年期外来の患者さんに定年不調に苦しむ人が増えてきた頃から、私は積極的に、家庭菜園、釣り、鉄道模型、登山、ゴルフなど、いろいろな趣味に取り組み始めました。

定年後の生活で最大のストレスは、暇ですることがないことです。毎日時間をもてあまして抑うつ状態になっている患者さんに、どんなことを勧めればいいか。そこで、まずは自分でやってみようと思い立ち、いわゆる「男の趣味」として人気があるものを手当たり次第に始めてみたのです。

最近ブームの将棋や、囲碁、マージャンなども趣味としていいのですが、人数が揃わないとできないのが難点です。サークルに入会したり、碁会所や雀荘《ジャンそう》で顔を合わせた人と対戦したりするのも手ですが、いつでも手軽にできるわけではありません。

ゴルフについても同じことが言えます。ゴルフ好きの友人たちの様子では、定年後しばらくは昔の職場仲間らと出かけるものの、次第に飽きてきて自然消滅していくパターンが多いようです。現役時代は忙しい仕事の合間を縫っていたからこそ、ゴルフが楽しく感じられていたのかもしれません。

そう考えると、定年後の趣味には、仲間がいなくてもひとりでできること、日常的に楽しめて長く続けられることを見つけたいものです。

私が50代半ばから始めた趣味の中でも、もっとも長続きし、いまでは生活にすっかり定着したのが、家庭菜園です。ガーデニングもいいですが、食べられる野菜や果物を育てると収穫の喜びがあり、収穫した作物を自分で料理して食べる楽しみがあります。

自宅に家庭菜園をつくるメリットは、土づくりから種まき・植え込み、水やり、追肥、作物の育ち具合のチェックなど、年間を通して毎日何かしらの畑仕事がある点です。そう、家庭菜園なら日課ができて、スケジュールの空白が埋まるのです。

また、取り組みへの成果を実感できる実用的で知的な肉体労働であり、長く続けるほど興味と関心が深まるところも魅力です。

認知機能の向上とリラックス「男の編み物」

ひとりで楽しむ趣味として、女性の専門分野というイメージが強い手芸の中に、意外と男性が楽しめるものがあります。患者さんや友人に驚かれるのですが、しばらく前に私がはまったのは、「ニードルフェルト」です。

これは、専用の針（ニードル）で羊毛をつついて繊維をからめて形をつくり、動物のマスコットなどをつくる手芸です。羊毛に針を刺し、丸めて形を整えるだけなので不器用な人でも気軽に挑戦でき、ブスブスと針を突き刺す感触が気持ちよくて作業に集中できるため、ストレスの改善にもなります。材料や初心者用キットは100円均一ショップでも手に入るため、お金をかけずに始められます。しかも、つくったマスコットを子どもや女性にあげるとかなり面白がられ、また喜ばれるので、いいことずくめです。

最近では、編み物に夢中になりました。編み物には、2本の編み棒を使う棒針編みと、1本のかぎ針で編むかぎ針編みがありますが、かぎ針編みのほうが簡単で、初心者の男性向きです。ニードルフェルトと同様、必要な道具や毛糸は100円均一ショップで調達でき、インターネット上には基本的な編み方を紹介した動画が多数投稿されています。私もネットで動画を見て編み方を覚えました。

平昌《ピョンチャン》オリンピックではフィンランドのスノーボードチームのコーチが競技前に編み物をする姿が放映されて話題になりましたが、編み物などの単純作業には、精神的な緊張を和らげる効果があります。また、手先を使う作業は脳に刺激を与えるため、認知症の予防にも役立つ可能性があります。

100歳以上の長寿者の意識や日常生活を調べた「百寿者調査」（健康・体力づくり事業財団）によると、男性の趣味は、1位がテレビ・ビデオ鑑賞、2位が読書・教養、3位が盆栽・園芸、4位が音楽・カラオケ、5位が同率で手作業と和歌・俳句となっています。

一方、女性の趣味は、編み物や和裁などの手作業が1位でした。手先を動かす趣味を持つことは、長生きの秘訣のひとつかもしれません。

編み物はちょっとした時間つぶしや退屈しのぎにも最適で、私は出張で長時間の移動の際、飛行機や新幹線で編み物をして過ごすこともあります。かぎ針と毛糸だけなのでかさばらず、スマホやパソコンの操作などに比べると、目も疲れません。しかも、編み物をする男性は珍しいと、客室乗務員や隣客から話しかけられることも多く、会話のきっかけになります。マフラーなどのニット小物を自分で編み上げる楽しみもありますが、無心に手を動かしている時間そのものも、リラックスできていいものです。私は、「男のええ加減料理教室」に参加する皆さんや、「趣味がない」、「家にいてやることがない」という患者さんに、「試しに編み物でもどうですか」と、その効用を説明し、実践もしてみせています。「編み物？」と懐疑的な人こそ、一度試してみてください。

「楽器演奏」は認知機能向上、ストレス改善になる

手先を動かす趣味ということでは、ピアノやギターなどの楽器演奏も認知機能の向上やストレス改善に効果があるようです。私は10年ほど前、「妻の誕生日にビートルズの『レット・イット・ビー』を弾いてみせたい」と思い立ち、ピアノを習い始めました。妻の誕生日の半年前からピアノの先生にレッスンを受け、数千円の安い卓上の電子ピアノを購入して自宅でも練習し、なんとか半年で形になりました。最初はずぶの素人でしたが、コツコツ練習すれば少しずつ上達していくものです。ピアノが弾けるようになっていくのが楽しくて、これにはかなり熱中できました。

妻に演奏を披露したあとは熱が冷めてピアノからしばらく遠ざかっていましたが、今年また再開しました。孫がピアノを習い始めたので、触発されたのです。最近は街の音楽教室でも大人の初心者向けレッスンが多数開催されています。音楽が好きな人、楽器が演奏できたらいいなと思っている人は、一度チャレンジしてみてはいかがでしょうか。

孫の影響で新しく始めたこととしては、ほかにスケートがあります。羽生結弦《はにゅうゆづる》選手の活躍を見た孫が「スケートをやってみたい」と言うので、孫2人を連れて親子スケート教室に参加したのです。私はスキーやスノーボードの経験はありますが、スケートは初挑戦でした。でも、スケート靴をはいてリンクに立ち、見よう見まねで足を広げたり狭めたりすると、ノロノロながらも進んでいきます。残念ながら、孫が飽きてしまったのでいまは継続していませんが、良い刺激になりました。

また、この頃、リーズナブルな材料でつくる「鉄道模型」に凝っています。興味を持ってくれる患者さんも多く、カルチャーセンターで「医師が教える　男性限定　定年後人生を見直すための『健康鉄道模型』講座」を予定しています。一般に、鉄道模型というと高価な材料を使う催しが多い中、私の講座の材料費は1500円ほどです。リーズナブルで手軽な方法だからこそ始めやすいと考えています。

定年後の長い時間を退屈せずに楽しく過ごすポイントは、小さなアクションです。やってみて面白くなければやめればいいことで、何ら問題はありません。

50、60、70歳の手習い、大いにけっこう、世の中で人気になっていることや、誰かが興味深いと言うことは、きっと何か面白いことがあるはずです。

医師として認める「育じぃ」の効能

「イクジイ」という言葉は、2012年のユーキャン新語・流行語大賞にノミネートされたので聞いたことがある人も多いでしょう。その言葉どおり、祖父が孫の育児に参加することで、私は「育じぃ」を推奨し、全国の自治体や医療、教育機関で「育じぃ」の方法について講演をし、また書籍を出し、さらにネットで『孫育のグチ帳』というSNSサイトを立ち上げて啓蒙《けいもう》活動を行っています。

もちろん私も実践しています。2017年の春、私は定年まで4年を残して大学を退職しました。退職届に書いた理由は「孫の世話」です。私の長女には当時、3歳と5歳の娘がおり、彼女たちが生まれた頃から孫育てを手伝ってきました。出張などが入らない限り、ほぼ毎日、孫を保育園まで送り迎えして、長女が仕事を終えて帰ってくるまでの間、自宅で子守をしていましたが、3人目が生まれることをきっかけに早期退職したのです。

祖父が孫の育児に参加する「育じぃ」は家族全員にメリットがあり、孫育てに関わることは定年後の男性の心身の健康づくりにも役立つことが実感できました。そこで、中高年男性に「お孫さんが近くにいたら、ぜひ育児に関わってみましょう」と提案しています。

育じぃのメリットは、たくさんあります。第一に、不眠の解消や、規則正しい生活リズムを整えるのに役立つこと。育児は、とても重労働です。ほんの2～3時間、孫をおぶったり一緒に遊んだりするだけでぐったり疲れ、夜は早々に眠りに落ちます。体力を使うため食事がおいしくなり、毎日ぐっすり眠れて健康増進につながります。保育園への送り迎えをする日課が生じ、規則正しい生活リズムを取り戻すきっかけになります。

第二のメリットは、育児に対する理解が深まること。育児の大変さは、実践してみないとわからないと痛感しています。孫育てを経験することで、妻に対して「こんなに大変なことをひとりでやっていたのか……」、「申し訳ないことをしたな」と、改めて感謝の念がわいてきます。

そして、家族から育児の助っ人として頼りにされることで生きがいが生まれ、年齢の離れた孫たちと接していると流行に敏感になり、ファッションにも気を配り、加齢臭をケアして気持ちが若返る、つまり新しい世界を得ることができます。

孫がいない人や、孫が遠方に住んでいる場合は、地域の子どもたちの面倒をみる「他孫《たまご》育て」を提案しています。登下校時に通学路で子どもを見守るボランティアや、ファミリー・サポート・センター（地域で子育てを助け合う会員組織）への参加、子ども食堂（貧困家庭の子どもなどに無料または低額で食事を提供する場）の手伝い、学童保育のボランティアなど、さまざまな活動があります。地域の子育て活動に参加することで、交友関係が広がるきっかけになるかもしれません。

ストレス対処の「コーピング」

「コーピング」は近頃、テレビ番組や雑誌、書籍などでよく紹介されているようで、患者さんからその方法を聞かれることもあります。コーピングとは心理療法のひとつで、「切り抜ける」、「問題に対処する」という意味があり、私は、療法としては「ストレス対処法」と表現しています。手法はいくつかありますが、まず、代表的な「100のリスト書き出し」は次の手順になります。

①ストレスを感じたとき、自分が「こうしたい」と思う発散法を100個書き出します。「えっ、100も書けない」と思うかもしれませんが、書き出すと、意外にさっと書けるものです。たとえば「○○店のラーメン大盛りを食べる」、「○○の音楽を聴く」、

「バッティングセンターに行く」など、日常でできそうなことでいいので、思いつく限り並べます。

②実際にストレスがあるときに、①のリストを見て、「これとこれをしよう」といくつかを選んで実践します。仕事の締め切りがある、商談があるといった「頑張らないとならないストレス」の場合は、興奮を鎮めるための方法、たとえば、「ウォーキングを20分する」や「音楽を聴く」などが有用です。一方、「がまんするストレス」の場合は、「カラオケに行く」、「ランニングをする」など、気分をアップする方法が有用です。

③対策を実践して、ストレスが軽減したかどうかを自己判断します。スケジュール帳に、「20％になった」など、自分の感覚でいいので、ストレスの割合を意識して記録します。まだストレスの程度が高いと感じたら、別の対処法をリストから選び、実践をします。

リストアップするだけでストレス発散のイメージがわき、何やら楽しい気分にもなってくる、自然に自分にとってのストレスの発散、軽減法を自覚し、身につけることができる、というものです。

しかし、１００も思い浮かばない、面倒だ、と思う場合は、「石蔵流ええ加減コーピング」として、10~20項目ぐらいを挙げてみることをお勧めしています。次に、私のリストをご紹介しましょう。

①怒りがこみ上げたら数を数える
②上司が怒りだしたら、この人も大変なんだと思う
③愚痴を紙袋に吐き出す
④イライラしたらゆっくりと爪を切る
⑤上司になったときの自分をイメージする
⑥洗面所で顔を洗う

⑦若いときの妻の笑顔を思い出す
⑧子どもの幼い頃の笑顔を思い出す
⑨ひとりで運転中は大声で好きな曲を歌う
⑩休日に何をするかリストアップする
⑪自分にプレゼントする
⑫打ちっぱなしやバッティングセンターで思い切り球を打つ
⑬犬や猫に話しかける
⑭深呼吸をする
⑮とにかく元気に挨拶をする
⑯昼ごはんのメニューを考える
⑰宝くじが当たったときの妄想をする
⑱プラネタリウムに行く
⑲甘いものを食べる
⑳自分に挨拶をする（鏡におはよう、お休みなさいと言う）

なんだ、こんなことか、と思われるかもしれませんが、こんなことでも、思い浮かべるだけで案外、心の緊張がほぐれていることがあります。日をおいて書き直すことなども試してみてください。

定年後は薬の種類や飲み方の見直しを

高血圧や脂質異常症、糖尿病などの生活習慣病で現役時代から薬を服用してきた人は、定年後に、服用している薬を見直したほうが良い場合があります。

というのは、生活習慣病は文字どおり、暴飲暴食や不規則な生活、過労、ストレス、運動不足など、不健康な生活習慣によって引き起こされます。高血圧や脂質異常症は動脈硬化を促進し、脳卒中や心筋梗塞などの引き金となるため、数値が高い場合は、自覚症状がなくても服薬が必要とされます。現役時代、企業戦士として働いていた人ほど、精神的ストレスに暴飲暴食が重なり、健康診断で高血圧や脂質異常を指摘され、降圧剤や悪玉コレステロールを下げる薬を服用することになった人が多いでしょう。

しかし、多くの人は定年後、生活が激変します。仕事がなくなって生活ペースがゆるやかになり、健康のことが気になり始め、食生活の改善や定期的な運動を心がけるようになります。そうして健康的な生活習慣が定着すると、自然に血圧やコレステロール値も安定し、現役時代から飲んできた薬が必要なくなったり、以前と同じ種類や量の薬では数値が下がりすぎて、逆に不調をまねいたりするケースも多いのです。

その一例を紹介しましょう。定年から4年が経過した元商社マンのGさん（64歳）は、「最近、体中に痛みが出るようになり、何をするにもやる気が起きない」と訴えて私の男性更年期外来を受診されました。まず血液検査をしたところ、男性ホルモン値がかなり低く、コレステロール値は正常値の下限ぎりぎりで、血圧も最高血圧が110mmHg、最低血圧が70mmHgと、年齢の割には低い数値でした。Gさんの「お薬手帳」を見ると、近くの病院で降圧剤と脂質改善剤の処方を受けていました。

話を聞くと、50歳のときに職場の健康診断で高血圧とコレステロール値の高さを指摘されて以来、降圧剤と脂質改善剤を処方してもらい、同じ薬を飲み続けていると言います。

定年後の生活ぶりを尋ねると、「現役時代は海外出張が多く、多忙で不規則な生活を送っていましたが、定年後は野菜中心の食生活に切り替え、健康のために毎日スポーツジムで運動しています」と答えます。

コレステロール値や血圧は、低すぎても問題です。コレステロールは細胞膜を構成する重要な成分であり、ホルモンや、脂肪の消化に必要な胆汁酸の原料でもあります。血圧が低すぎると、全身に十分な血液が供給されなくなり、めまいや立ちくらみ、体のだるさや疲労感、頭痛、肩コリなどの不調を引き起こすこともあります。血糖値に関しても同様で、薬で血糖値を下げすぎると、めまいやふらつき、冷や汗、動悸、意識障害などの低血糖症を起こすことがあります。

私はGさんの体調不良は、現在服用している薬が合わないことが原因ではないかと考え、薬の減量を提案しました。Gさんは「医者から『降圧剤は一生飲まなくてはいけない薬』と言われている」と抵抗を示しましたが、「コレステロールは男性ホルモンなどの原料ですし、筋肉の痛みも薬の副作用かもしれません。コレステロール値が低いのは問題なので、しばらくの間、薬をやめたほうがいい。血圧についても、降圧剤をやめたときの状態を知りたいので、徐々に少なくしてほしい」と説得し、減薬に応じてもらいました。

薬を減量するたびにGさんのコレステロール値や血圧は徐々に上昇しましたが、依然として正常値の範囲内のままでした。低すぎた男性ホルモン値も同じように上昇し、正常化しました。無気力感や筋肉痛の症状も、コレステロール値や血圧などの上昇とともに改善し、最終的にすべての薬をやめても問題がなかったので、診療を終えました。

Gさんのようなケースは、少なくありません。定年退職でストレスが減り、生活習慣がすっかり改善した人は、現役時代と同じ薬を飲み続ける必要はなくなる場合もあります。そのことを意識し、主治医と相談しながら、自分が服用している薬の種類と飲み方を見直してみましょう。不安があれば、セカンドオピニオンを求めるのも良いでしょう。

定年後は体より心の健康を優先する

臨床の現場では、ガンで「余命1年」と伝えられた患者さんが、絶望して暮らしていると3カ月から半年で亡くなる例があります。一方、「あとはやりたいことをやって少しでも楽しく生きよう」と残された時間を前向きにとらえると、1年のはずの余命が2年、3年、5年と延びるケースもかなりあります。

私は、定年後は体の健康よりも「心の健康」を第一に考えるのが良いと思っています。

体の老化は止めることができませんが、心は自分の考え方や気の持ちよう、生き方次第で、何歳になっても健康に保つことができます。心の健康維持で大事なことは、ストレスを溜めないことと、自分にとって心地よい、楽しい、幸せだと感じられる時間をできるだけ多く持つことです。つまり、自分にとって嫌なこと、ストレスになるようなことは極力しない、細かいことは気にせずに自分の好きなことをする、ということです。

たとえ持病があっても心の健康が保たれていれば、楽しく充実した人生を送ることができて、健康寿命を延ばすことは可能でしょう。


老後の人生はすばらしいものではなく、バラ色でもないと考えたほうが賢明でしょう。生きがいだった仕事を定年で奪われる。記憶力も体力も衰え、体のあちこちにガタがくる。収入を年金に頼るほかなく、蓄えた資産は出ていく一方で、お金の心配もつきない。毎日やることがなく、暇で退屈をもてあます。こんな老後がすばらしいものではないことは、誰にでもわかります。

ただし、定年後には、若者にはない特権があります。それは「後のことをさほど考えずに思い切ったことができる」ことです。定年後の生活に許された唯一にして最大の特権を行使すること、つまり、自分の好きなこと、やりたいことを選んで残りの人生を精神的に豊かに過ごすことが、定年後の人生をすばらしいものに逆転させる切り札であり、心の健康に直結する道です。

「もし病気になったら」、「もし死んでしまったら」と不安になることもあります。しかしその不安に支配されると、心身ともにとてもつらい日々になり、絶望が待っているかもしれません。定年後の毎日にとって、そう遠くない将来に死ぬことは想定内の出来事です。「何かあったらどうしよう」という不安から、「そのうち何かある。そのときのために備えをしたうえで、元気なうちに自分のやりたいことをやらないと損だ」という発想に切り替えることができれば、定年後の人生が充実した時間となるはずです。

定年後は思い切って「攻めの人生」に舵《かじ》を切り、少しでも、「いまを楽しむ」ことを実践していきましょう。その「いま」は人生において一瞬の点であっても、点を増やすと線になっていきます。

その意識変革と行動は、本書で述べてきたように精神の健康につながり、定年前後の不調を改善し、回避する最良の予防策になると医学的にも証明されているのです。

おわりに　健康長寿とピンピンコロリは医学的に両立しない

定年後の健康を考えたとき、健康長寿願望とセットで多くの人が抱いているのが、「ピンピンコロリ」願望です。定年不調を訴える患者さんは一様に、「元気で長生きして、死ぬときはポックリがいい」と言います。しかし、実は健康長寿とピンピンコロリは医学的に両立しない、矛盾するものです。「ピンピンコロリと死ぬ」とは、具体的にどういうことか考えたことはあるでしょうか。

コロリと死ぬことの実態は、「突然死」です。突然死でもっとも多いケースは、動脈硬化が進んでいて、急に血管が破れたり詰まったりする心筋梗塞や脳卒中、大動脈瘤破裂などの発作です。一般にピンピンコロリは、認知症や長い闘病、介護生活を送りたくないという思いを表す代名詞のように使われていますが、その実、ピンピンコロリを望むならば、暴飲暴食や喫煙を続け、ストレスにまみれた生活を送るのが早道となります。健康長寿を求めて健康に良いと思われる生活を送り、生活習慣病を予防するほど、ピンピンコロリの確率は低下するわけです。

一方、認知症やガン、骨粗鬆症《こつそしょうしょう》などの病気の最大の危険因子は加齢、つまり長生きすることです。長生きすればするほど認知症を発症する確率は高くなり、要介護状態となってピンピンコロリの逆を行く可能性が高まるわけです。しかも、たとえ突然死をまねくような病気を発症したとしても、救急医療や高度な医療技術が発達した現代の日本では、一命をとりとめるケースも多くあります。この場合は半身麻痺《まひ》などの後遺症で、一生、自分にも家族にもつらい生活になるでしょう。

「健康で長生きして、苦しむことなく突然死する」という理想は、高度な現代医療に囲まれた私たちにとってはもはや幻想であり、実現は非常に難しいことなのです。

もちろん、私は不健康な生活を勧めているのではありません。168ページの「リビング・ウイル」の項でも触れましたが、現代の健康至上主義とピンピンコロリ願望の背景には、老いと向き合うことを恐れ、自分の死について考えることを先送りにしたいという思いがあるように思えてならないのです。

そのために、若さや健康を保つ秘訣などの健康情報が多くの人の関心事となり、メディアで紹介され続けています。テレビの健康分野の番組の多くは長寿番組になっていますが、もし決定的な秘訣があるなら、番組は数回で終了するでしょう。結局どんなことをしても、即効性や非常に有効な手段はないのです。もちろん、若さや健康を保とうとするのは前向きな行動ですが、その先にある「老いや死」を考えたくない無意識の反映という側面もあるように思います。

体のつらさや痛みを感じているのは、脳です。健康のためにと症状を気にすれば気にするほど精神的ストレスが増して、脳は体のつらさや痛みを感じやすくなります。反対に、「年をとってきたのだから、全身のあちこちにガタがくるのは自然なこと」と、加齢に伴う変化を自ら受け入れると、不安や緊張を覚えることは減り、脳における痛みやつらさへの反応、感じ方が緩和される可能性があります。

変化を受け入れるとは、若さや完治を「あきらめる」ということです。この感情はそう悪いものではありません。臨床の現場では、あきらめることによって気持ちが楽になり、定年不調を乗り越えるきっかけになる、体の痛みが緩和することはよくあるからです。

多くの医学的な研究では、楽しく生きることが免疫力を高めて、ガンの予後を改善し、高血圧、糖尿病などに良い効果があることが示されています。最後は「あきらめて楽しく生きましょう」というのが多くの中高年男性の治療にあたってきた私の本音でもあります。痛みや不調は「あまり無理はしないで」と知らせる脳と体からのサインです。心身に病気があってもそう受け止めて、それらとつきあっていくのがいいと私は考えています。

最後まで読んでいただき、ありがとうございました。定年不調で悩む皆さまの状況が改善されることを願いつつ、筆をおきます。最後に、本書を社会に送り出すきっかけをつくってくださった集英社新書の金井田亜希さん、企画・編集においてご尽力いただいたユンブルの朝日奈ゆかさん、構成においてご協力くださった城川佳子さんはじめ、本書に関わっていただいたすべての方に心より厚く感謝いたします。

令和元年七月吉日

石蔵文信

企画・構成　ユンブル／朝日奈ゆか・海野愛子・岩田なつき・藤原椋
編集協力　城川佳子
図版作成　ＭＯＴＨＥＲ
イラスト　佐久間広己

石蔵文信（いしくら ふみのぶ）

一九五五年京都府生まれ。医学博士。内科・循環器・性機能専門医。三重大学医学部卒業後、国立循環器病センター、米国メイヨー・クリニック・リサーチフェロー、大阪大学大学院医学系研究科保健学准教授、大阪樟蔭女子大学教授等を経て、大阪大学人間科学研究科招へい教授。二〇〇一年に全国でも先駆けとなる「男性更年期外来」を開設。日本自殺予防学会理事等。夫の言動がストレスとなり妻の心身に生じる不調を「夫源病」と命名し、話題を呼ぶ。『夫源病』『男もつらいよ！男性更年期』等著書多数。

定《てい》年《ねん》不《ふ》調《ちょう》

集英社新書〇九八六I

二〇一九年八月一四日 第一刷発行

著者……石蔵《いしくら》文《ふみ》信《のぶ》

発行者……茨木政彦

発行所……株式会社集英社

東京都千代田区一ツ橋二-五-一〇 郵便番号一〇一-八〇五〇

電話 〇三-三二三〇-六三九一（編集部）
〇三-三二三〇-六〇八〇（読者係）
〇三-三二三〇-六三九三（販売部）書店専用

装幀……原 研哉

印刷所……凸版印刷株式会社

製本所……加藤製本株式会社

定価はカバーに表示してあります。

ISBN 978-4-08-721086-6 C0247 Printed in Japan

a pilot of wisdom

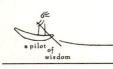